Sabine Nußbaumer
Wegweiser Hashimoto

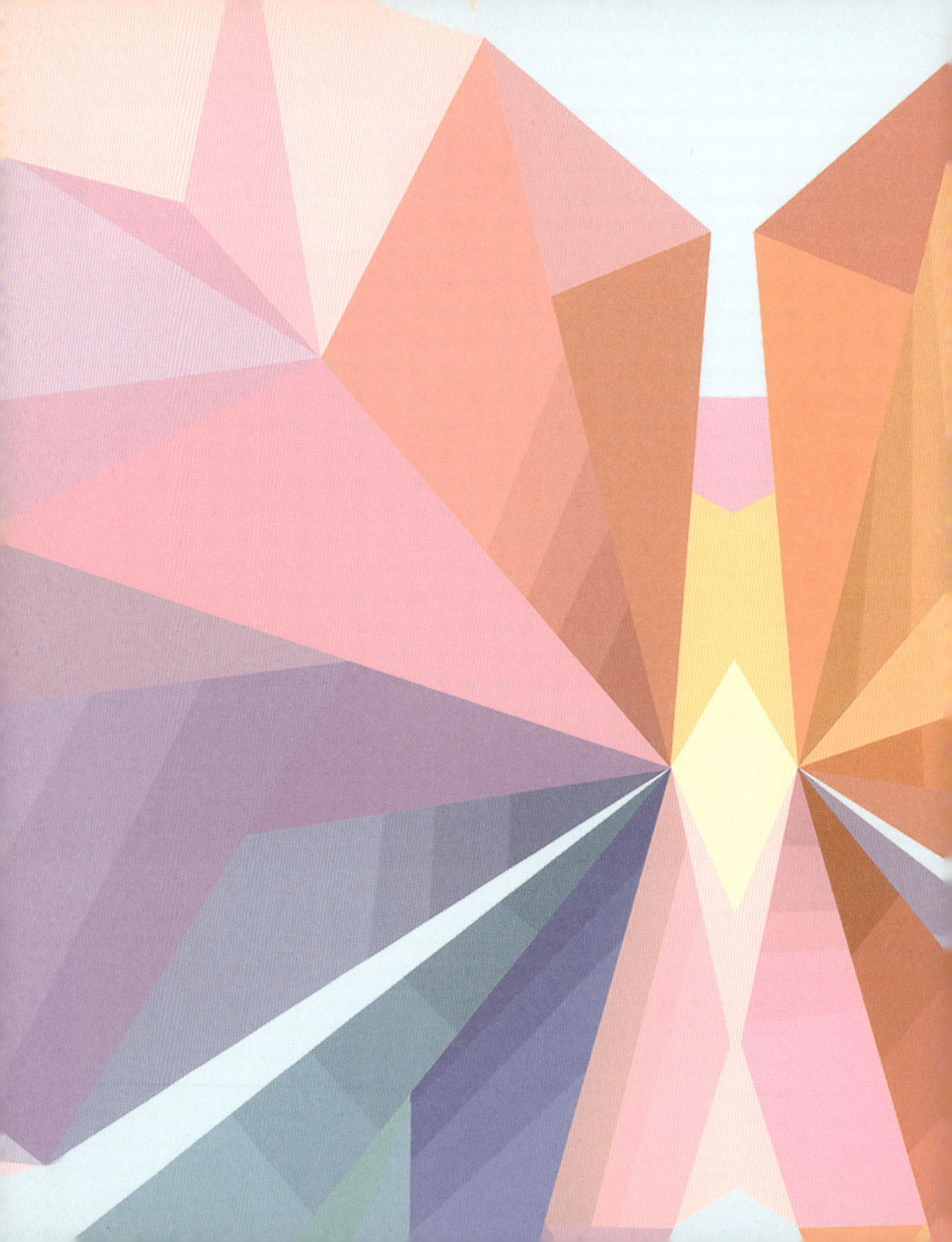

Sabine Nußbaumer

WEGWEISER
HASHIMOTO

Wissen und Werkzeuge
für ein Leben in Balance

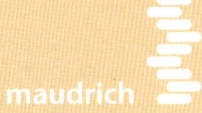

HINWEIS

Die Informationen, Rezepte und Tipps in diesem Buch wurden sorgfältig recherchiert und nach aktuellem Wissensstand verfasst. Sie dienen der Orientierung, ersetzen jedoch nicht die persönliche Beratung und medizinische Untersuchung. Autorin und Verlag übernehmen keine Haftung für Schäden irgendeiner Art, die direkt oder indirekt aus der Verwendung dieses Buches entstehen. Zur grundsätzlichen Abklärung bzw. bei Verdacht auf gravierende Beschwerden konsultieren Sie bitte Arzt, Ärztin oder Apotheker:in!

Eine geschlechtergerechte Schreibweise wird in diesem Buch vorwiegend durch die Verwendung der Schreibung mit Doppelpunkt : realisiert. Ist die Schreibung auf diese Weise nicht möglich oder hemmt sie den Lesefluss, so werden abwechselnd die männliche und die weibliche Form genannt.

Bibliografische Information der Deutschen Nationalbibliothek
Die Deutsche Nationalbibliothek verzeichnet diese Publikation in der Deutschen Nationalbibliografie; detaillierte bibliografische Daten sind im Internet über http://dnb.d-nb.de abrufbar.

Copyright © 2022 maudrich Verlag
Facultas Verlags- und Buchhandels AG
Alle Rechte, insbesondere das Recht der Vervielfältigung und Verbreitung sowie der Übersetzung in fremde Sprachen, vorbehalten.
Lektorat: Sabine Schönfellner, Wien
Typografie und Satz: Florian Spielauer, Wien
Umschlagbild: © BNP Design Studio, stock.adobe.com
Bilder Innenteil:
S. 11, 61, 68, 81: shutterstock.com
S. 14, 16, 21, 31, 32, 49, 65, 76, 80, 87, 129, 134, 135, 138, 148, 157, 160: stock.adobe.com
S. 104, 108, 112, 116, 120, 124: Victoria Posch und Esther Karner, Wien
Druck: finidr
Printed in the E. U.
ISBN 978-3-99002-135-40
E-ISBN 978-3-99111-516-8

Liebe Leserin, lieber Leser!

Wenn bei dir Hashimoto diagnostiziert wurde oder als Diagnose im Raum steht, kann das verunsichern. Im Labyrinth der Ursachenfindung und Therapieempfehlungen passiert es schnell, dass ganzheitliche Behandlungsansätze und Schulmedizin gegeneinander ausgespielt werden. Die Wahrheit liegt – wie so oft – irgendwo dazwischen.

Dieses Buch soll dir helfen, dein Leben mit Hashimoto bestmöglich zu meistern – mit all seinen Beschwerden, Höhen und Tiefen. Du bekommst Wissen und Werkzeuge in die Hand, um

- zu verstehen, wie dein Körper funktioniert und wozu er die Schilddrüsenhormone benötigt.
- mit deiner:deinem Endokrinolog:in und mit anderen behandelnden Fachärzt:innen auf Augenhöhe über deine Symptome und deine Therapieoptionen zu sprechen.
- alternative Behandlungsmethoden auf ihren Wahrheitsgehalt hin zu untersuchen, um Geld, Zeit und Nerven zu sparen.
- den aktuellen Stand der ernährungsmedizinischen Forschung beurteilen zu können.
- (neu auftretende) Symptome einordnen zu können und entsprechend zu reagieren.

Dieses Buch ist in fünf Kapitel gegliedert. Du kannst es von der ersten bis zur letzten Seite durcharbeiten oder nur spezielle Kapitel lesen, die aktuell für dich wichtig sind.

Kapitel 1: Basiswissen: Schilddrüsenfunktion und Hashimoto

Kapitel 2: Basistherapie für mehr Lebensqualität

Kapitel 3: Ernährungs-Einmaleins: Was braucht dein Körper und worauf kannst du achten?

Kapitel 4: Ergänzende Therapiemöglichkeiten: Welche Angebote gibt es jenseits der Schulmedizin für dein Leben mit Hashimoto?

Kapitel 5: Hashimoto-Spezialfragen: sensible Lebensabschnitte und Fragen aus der Praxis

Wenn die Diagnose Hashimoto noch neu für dich ist, profitierst du davon, Kapitel 1 und 2 ganz durchzulesen. Hier findest du auch viele nützliche Tipps für dein nächstes Arztgespräch. Anschließend springst du nach Lust und Laune zu den Teilen im Buch, die dir momentan am wichtigsten sind.

So wie deine Autoimmunerkrankung dich ein Leben lang begleiten wird, soll auch dieses Buch dich in unterschiedlichen Lebensphasen dabei unterstützen, möglichst symptomfrei zu leben.

Geht es dir auch so?

Ella, 31, ist erfolgreiche Rechtsanwältin. Für das Angebot, in der Kanzlei Partnerin zu werden, hat sie im letzten Jahr noch härter gearbeitet als zuvor – Zeit für Familie und Freunde blieb dabei nicht.

Zu Hause ist sie seit Monaten nur noch, um zu schlafen – und das Bedürfnis nach Schlaf wird immer größer. Tagsüber ist sie ständig müde, auch wenn sie es einmal schafft, länger zu schlafen. Sie isst eilig zwischen zwei Terminen, und wahrscheinlich hat sie deshalb auch zugenommen. Im Büro friert sie ständig, obwohl Hochsommer ist, und kämpft mit der Klimaanlage. Als dann auch noch Konzentrationsschwierigkeiten dazukommen, sucht sie Hilfe bei ihrem Arzt.

Wie geht es weiter?

Hat Ella Glück, dann weiß ihr Arzt, dass gerade der beschriebene Stress negative Auswirkungen auf den ganzen Körper haben kann und dass die beschriebenen Symptome auch auf Probleme mit den Schilddrüsenhormonen hindeuten können. Er wird also mit dem Blutbild auch den TSH-, T3- und T4-Wert bestimmen lassen. Mit noch mehr Glück erhält sie eine rasche Überweisung zur Sonografie und Radiologie, wo sowohl die speziellen Schilddrüsenwerte wie freies T3 und T4 als auch die Autoantikörper angeschaut werden.

Hat Ella Pech, startet jetzt erst eine Arztspirale, die lange keine Antwort liefert. Ihr Arzt interpretiert ihre Situation möglicherweise als Depression oder Burnout. Nach einem längerem Gespräch, einer unauffälligen Anamneseuntersuchung und keinen Auffälligkeiten im Blutbild (der TSH-Wert ist zwar etwas höher, aber absolut im Normalbereich) empfiehlt er, einen Psychologen aufzusuchen. Ella wird in der Therapie etwas über sich selbst lernen, aber die Symptome bleiben und verschlimmern sich weiter. Daher wird über Psychopharmaka gesprochen. Und Ella stimmt gerne zu, sie würde alles probieren.

Die Nebenwirkungen der neuen Medikamente erschöpfen sie noch weiter. Die Verzweiflung steigt: Das kann doch nicht so weitergehen. Und das kann doch nicht alles nur in ihrem Kopf passieren? Ella beschließt zu recherchieren und stößt bald auf eine Antwort, die überraschend passend erscheint: Hashimoto. Aber wie kann es sein, dass ihre Ärztinnen und Ärzte das bei ihr nicht erkannt haben?

Sie macht Druck bei ihrem Arzt und erhält sehr rasch Termine. Eine Woche später liegen alle Befunde vor: Hashimoto. Ihr Arzt erklärt ihr, dass sie zwar ihr Leben lang Hormone wird nehmen müssen, das aber nicht so wild sei. Dann verweist er auf einen weiteren Termin in sechs bis acht Wochen, um zu sehen, ob Ella mit der Anfangsdosis gut zurechtkommt. Damit ist Ella entlassen. Und sprachlos: Keine Entschuldigung für die späte Diagnose, keine Erklärung zur Therapie und keine Antwort auf die Frage, ob ihre Schilddrüse wieder gesund wird oder ob sich die Krankheit verschlechtern kann.

Sie ist verunsicherter als zuvor.

Genau hier möchte ich mit diesem Buch für dich da sein. Vielleicht hast du auch schon lange um eine Diagnose gekämpft, bist müde und ausgelaugt. Dann soll dieses Buch dir helfen, nicht unnötig weitere Zeit zu verlieren und dich auf einem selbstbestimmten Weg durch die Erkrankung unterstützen.

Alles Gute!

Inhalt

4 Wie unterstütze ich meinen Körper am besten? Komplementäre und alternative Therapiemöglichkeiten 127

5 Hashimoto-Spezialfragen 157

1 Schilddrüse und Hashimoto

Hashimoto gehört neben Morbus Basedow zu den häufigsten Autoimmunerkrankungen. Die Erkrankung bricht aus, weil unser – eigentlich wertvolles und lebenswichtiges – Immunsystem eine Fehlfunktion hat. Es hat beschlossen, körpereigenes Gewebe, die Zellen deiner Schilddrüse, als fremd und gefährlich einzustufen. So bildet es Antikörper gegen diese Gewebezellen und markiert sie damit für den Angriff unserer Immunpolizei.

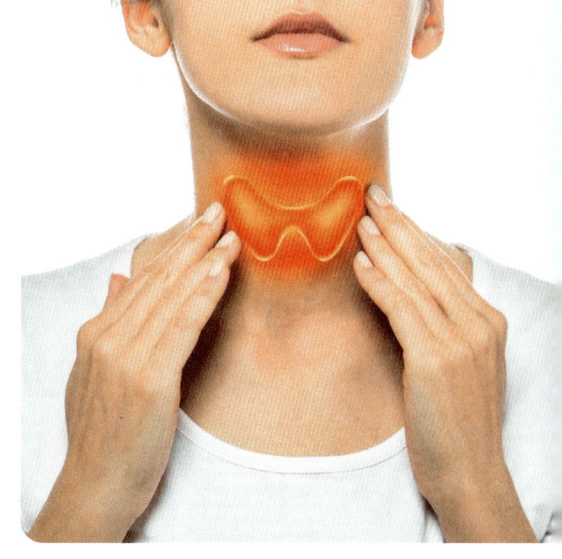

Dieser grundlegende Irrtum unterläuft dem Immunsystem allein, was autoimmune Schilddrüsenerkrankungen betrifft, bei ca. 5–7 % der Bevölkerung in Europa. Zum Glück bricht nicht bei allen, die Antikörper gegen die eigene Schilddrüse entwickeln, eine Erkrankung mit Symptomen aus. Hormonelle Umstellungen und Stress scheinen den Ausbruch zu begünstigen, daher bricht die Erkrankung sehr häufig im Alter zwischen 30 und 50 Jahren bei Frauen aus.

Kommt der Teufelskreis einmal in Gang, greift unsere Abwehr die durch die Antikörper markierten, körpereigenen Zellen der Schilddrüse an. Das führt anfangs zu unbemerkten Entzündungen. Im weiteren Verlauf gehen jedoch die Zellen zugrunde, das Gewebe kann nicht mehr ausreichend regenerieren, es stirbt ab und vernarbt immer mehr zu einem funktionsunfähigen Zellhaufen.

Einziger Trost: Der komplette Prozess verläuft schmerzfrei. Das hat aber den Nachteil, dass die Erkrankung lange Zeit unbemerkt im Körper wüten kann, bis Symptome auftreten, es zu einer Diagnose kommt und anschließend eine Therapie eingeleitet wird.

Stoppt der Erkrankungsprozess nicht (Remission), reicht das gesunde Schilddrüsengewebe irgendwann nicht mehr aus, um eine ausreichende Menge der lebensnotwendigen Hormone (T3 und T4) zu produzieren. Es kommt zu einer irreversiblen Unterfunktion, auch als Hypothyreose bezeichnet.

Die Symptome, die sich spätestens in dieser letzten Phase bemerkbar machen, sind eher unspezifisch, man fühlt sich antriebslos, matt und richtig ausgelaugt. Außerdem friert man leicht, kann sich schlecht konzentrieren und das Gewicht kann nach oben klettern.

Da Hashimoto mehr Frauen als Männer betrifft (im Verhältnis 9:1), werden diese Symptome oftmals falsch gedeutet – es dauert für viele Betroffene noch immer Jahre, um die richtige Diagnose und Therapie zu erhalten. Und das, obwohl „Hashi" seit über 100 Jahren bekannt und gut erforscht ist. Der große medizinische Durchbruch in der Therapie der Autoimmunthyreoiditis fehlt.

Die Krankheitsursachen sind noch immer weitgehend unbekannt, daher gibt es keine Therapie, die auf Heilung abzielt. Die einzig wirksame Haupttherapie besteht darin, dem Körper die fehlenden Hormone zu ersetzen.

Mit der täglichen Einnahme der Schilddrüsenhormon-Tabletten ist es trotz Hashimoto möglich, ein langes und beschwerdefreies Leben zu führen.

Darüber hinaus kannst du auch selbst deinen Körper durch Ernährung, Schlaf und Entspannung unterstützen. Erklärungen, Hinweise und auch konkrete Rezepte findest du daher in den folgenden Kapiteln.

Wofür steht „Hashimoto"?

Diesen harmlos klingenden Namen verdankt die Erkrankung dem japanischen Arzt Hakaru Hashimoto. Er hat die Symptome seiner Patient:innen erstmals 1912 mit der Schilddrüse in Verbindung gebracht und darüber geschrieben. Danach dauerte es noch weitere 40 Jahre, bis die autoimmunen Prozesse hinter der Erkrankung erkannt wurden. Weitere Bezeichnungen für die Erkrankung, die von Betroffenen selbst oft einfach als „Hashi" bezeichnet wird, sind Autoimmunthyreoiditis, autoimmun bedingte Schilddrüsenentzündung und chronische lymphozytäre Thyreoiditis. Manche Fachkreise plädieren dafür, die Erkrankung zu Ord-Thyreoiditis umzubenennen, da der Londoner Arzt William Miller Ord schon 1878 dazu publiziert hat.

Die korrekte Bezeichnung der Diagnose ist Hashimoto-Thyreoiditis – ICD-Code E06.3. Das sagt nichts anderes aus, als dass es sich hierbei um eine autoimmun verursachte chronische Entzündung von Schilddrüsengewebe handelt, bei der über einen längeren Zeitraum Gewebe zerstört wird und die Schilddrüse in den meisten Fällen schrumpft.

Wofür brauchen wir eine Schilddrüse?

Die Schilddrüse (Glandula thyreoidea) gehört zu den endokrinen Organen unseres Körpers. Sie produziert für unser System lebenswichtige Hormone. Die Schilddrüse ist das kleinste hormonproduzierende Organ in deinem Körper, auf Milliliter umgerechnet passt sie in ein Schnapsglas! Optisch erinnert die

Schilddrüse an einen Schmetterling, da das Organ aus zwei Lappen besteht, die über einen Steg miteinander verbunden sind.

Auf der Schilddrüse sitzen noch die Nebenschilddrüsen, diese produzieren das Parathormon. Grob verstreut findet man im eigentlichen Schilddrüsengewebe immer wieder kleine C-Zellen, diese produzieren ebenfalls ein Hormon, das Calcitonin. Diese beiden Hormone steuern den Kalzium- und Phosphathaushalt des Körpers. Sie sind u. a. wichtig dafür, dass der Herzschlag regelmäßig ist und Knochen und Zähne stark sind. Weiter wollen wir auf diese beiden Hormone jedoch nicht eingehen, da diese beiden Zellarten zum Glück durch Hashimoto nicht zerstört werden.

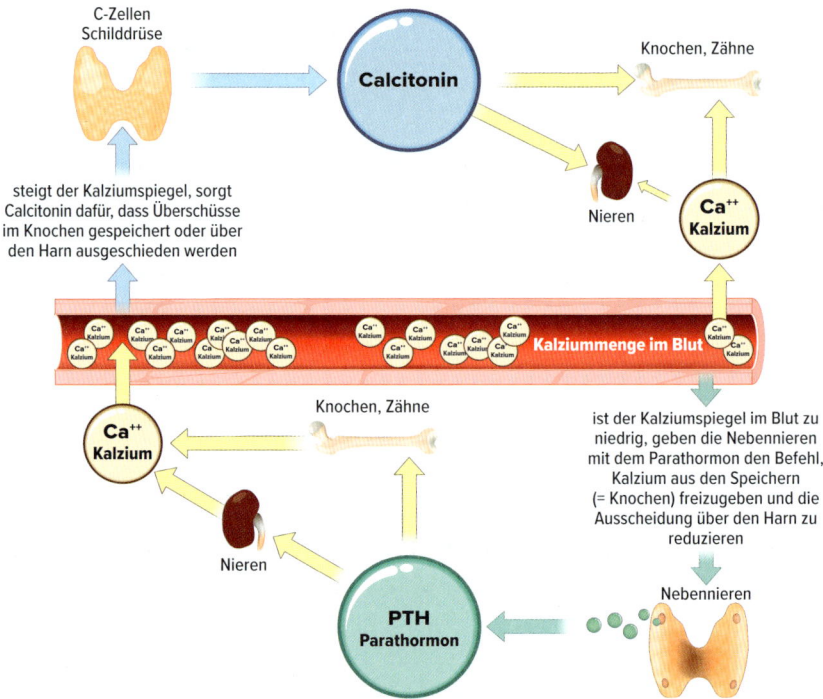

Kalzium-Regelkreislauf für starke Knochen

Die übrigen Zellen der Schilddrüse, die Thyreozyten, produzieren die Hormone T3 (= Tri-Jod-Thyronin) und T4 (= Tetra-Jod-L-Thyronin oder auch kurz Thyroxin) sowie eine Hormonvorstufe dieser beiden, das Thyreoglobulin. Dafür benötigen sie Jod aus der Nahrung.

Die beiden Hormone werden unterschiedlich schnell im Körper abgebaut. Während T4 eine Halbwertszeit von rund einer Woche hat, wird das biologisch wirksamere T3 drei- bis fünfmal schneller vom Körper abgebaut. T4 wird ausschließlich in den Zellen der Schilddrüse produziert. T3 kann hingegen auch von anderen Körperzellen aus T4 gebildet werden. Dafür wird mit speziellen Enzymen (den Deiodasen) das vierte Jod-Atom abgespalten, dieser Prozess benötigt wiederum eine ausreichende Versorgung mit Selen.

Triiodthyronin (T3) und Thyroxin (T4) klingen klein und harmlos. Wir reden von Millilitern und Mikrogramm, wenn wir über die Schilddrüse reden. Diese kleine Menge an Signalstoffen reicht jedoch aus, um in fast allen Systemen unseres Körpers entscheidend mitzuspielen. Daran merkt man auch, warum die Einstellung der Medikamente ihre Zeit braucht: Es ist nicht einfach, so ein sensibles Hormonsystem zu imitieren.

Da der D-A-CH-Raum ein Jodmangelgebiet ist, wird in diesen Ländern seit den frühen 90er-Jahren das Speisesalz mit Jod angereichert. Besonders wichtig ist dies, weil Jodmangel während der Schwangerschaft und Kindheit die Entwicklung des Gehirns schwer beeinträchtigen und sowohl zu dauerhafter Behinderung als auch zu Fehlgeburten führen kann!

Wenn im Labor die Hormone T3 und T4 bestimmt werden, wird die Konzentration der inaktiven, an ein Transportprotein (TBG) gebundenen Hormone gemessen.

Aktiv wirken im Körper weniger als 1 % der Hormone in ihrer freien Form, als fT3 und fT4. Sie wirken systemweit auf fast alle Prozesse im Körper, indem sie (direkt und indirekt):

- den Energieumsatz und die Wärmeproduktion steigern
- den Sauerstoffbedarf erhöhen
- den Abbau von Kohlenhydrat- und Fettspeichern stimulieren
- den Aufbau von Eiweißstrukturen (z.B. unseren Muskelaufbau) stimulieren
- die Herzfrequenz und Schlagkraft des Herzmuskels steigern
- generell die Aktivität im Nervensystem steigern. Sie regen unser zentrales Nervensystem zum Wachstum und zur Reifung an, daher ist die ausreichende Schilddrüsenfunktion schon bei der Entwicklung des Fötus im Mutterleib wichtig.

Die Aufgabe der beiden schmetterlingsartig geformten Gewebelappen ist (über-)lebenswichtig. Mangelt es an Schilddrüsenhormonen, läuft unser kompletter Stoffwechsel nur mehr auf Sparflamme.

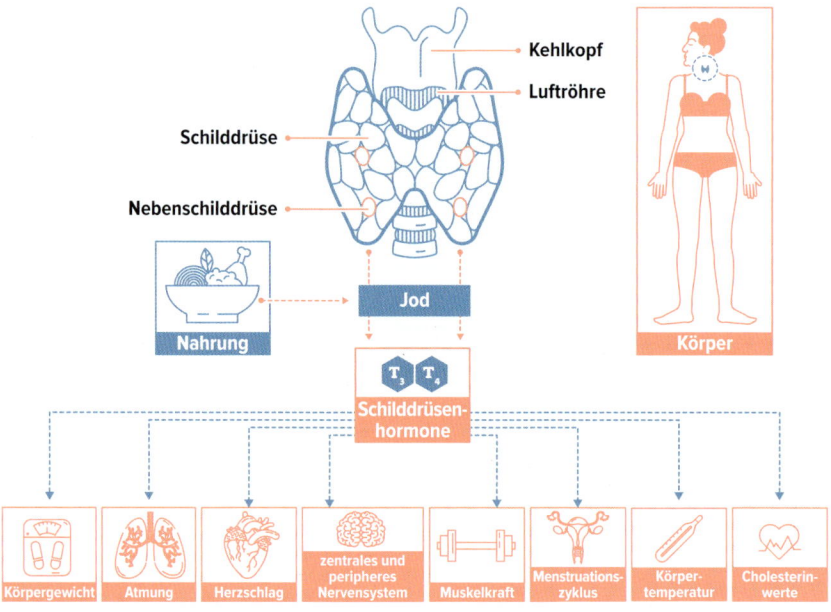

Funktionen der Schilddrüse im Körper

Die kleinen Hormone schalten so viele Prozesse in unserem Körper, dass sofort Chaos herrscht, wenn zu viele oder zu wenige Hormone produziert werden. Darum erhält die Schilddrüse regelmäßige engmaschige Befehle von „oben".

Wie weiß die gesunde Schilddrüse, wie viel unser Körper braucht?

Die Hormonproduktion der Schilddrüse wird vom Gehirn aus im Wechselspiel von Hypothalamus und Hypophyse gesteuert.

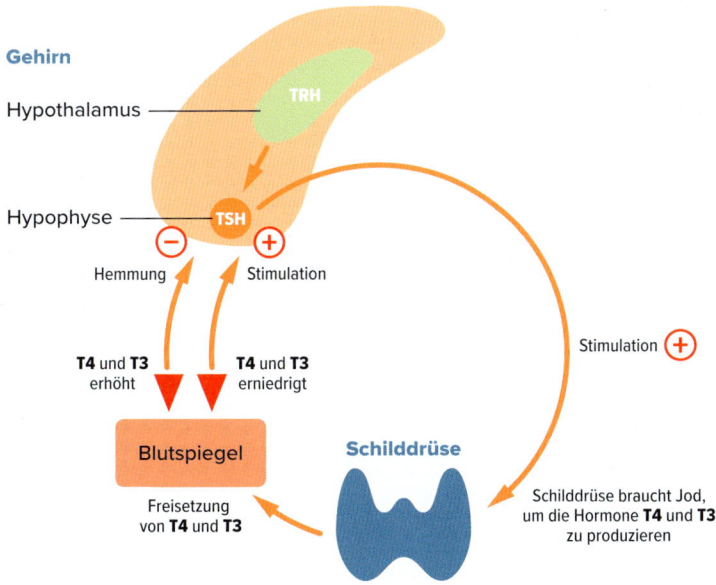

Regelkreis der Hormonproduktion

Die Hypophyse nutzt für die Übermittlung des Befehls, wie viel T3 und T4 die Schilddrüse produzieren soll, das Hormon TSH (Thyroidea-Stimulating-Hormon). Je mehr TSH von der Hypophyse produziert wird, umso fleißiger produzieren die Schilddrüsenzellen T3 und T4.

Damit die Hypophyse wiederum weiß, wie viel TSH sie produzieren muss, wird die zirkulierende Hormonmenge direkt im Blut gemessen. Ist die Menge zu niedrig, meldet sich der Hypothalamus zu Wort und schüttet vermehrt TRH (Thyreotropin-Releasing-Hormon) aus. Dieses TRH treibt die Hypophyse an, sie produziert mehr TSH, was wiederum die Schilddrüse anspornt, mehr Hormone zu produzieren. Der Hypothalamus ist erst wieder zufrieden, wenn die körpereigene Messung im Blut ergibt, dass die Hormonmenge passt. Darauf drosselt er die TRH-Menge und die Hypophyse drosselt die TSH-Menge. Die Schilddrüsenzellen können entspannen und die Hormonproduktion wieder auf Normalniveau herunterfahren.

Umgekehrt funktioniert dieser Regelkreis genauso: Sind zu viele Hormone im Blutkreislauf, werden alle Weichen gestellt, um die Produktion zu drosseln.

Wie wirkt sich die Krankheit Hashimoto auf diesen Regelkreislauf aus?

Solange genug gesunde Schilddrüsenzellen vorhanden sind, merkt man von der Erkrankung gar nichts. Es kann mehrere Jahre lang dauern, bis sich im Blut eine merkliche Veränderung zeigt.

Durch die Zerstörung des Gewebes kann langfristig nicht mehr ausreichend T3 und T4 produziert werden, die Spiegel im Blut sinken ab. Daraufhin wird mehr TRH und TSH produziert, um die vermeintlich faule Schilddrüse anzutreiben. Die gesunden Zellen reagieren noch auf diese Befehle und können der Anforderung nachkommen, die Hormonspiegel im Blut pendeln sich im Normalbereich ein. Lediglich der erhöhte TSH-Wert zeigt, dass hier etwas nicht ganz in Ordnung ist.

Im Verlauf der Erkrankung reichen die gesunden Zellen nicht mehr aus bzw. werden ebenfalls durch die lokalen Entzündungen in der Schilddrüse zerstört. Der Hormonspiegel im Blut sinkt wieder ab. Jetzt steigen der TRH- und der TSH-Spiegel sehr deutlich an, da die Schilddrüse nicht mehr reagieren kann. Der Hormonmangel macht sich schleichend bemerkbar (siehe Symptome Unterfunktion).

In einigen Fällen kommt es am Beginn der Erkrankung kurzfristig durch eine massive Zerstörung des Schilddrüsengewebes zur erhöhten Abgabe der gespeicherten Hormone ins Blut. Das Gehirn versucht gegenzusteuern und die vermeintliche Überproduktion zu stoppen, indem weniger TRH und TSH ausgeschüttet werden (siehe Symptome auf S. 21).

Krankheitsphasen – Krankheitsverlauf und Symptome

Vom Krankheitsausbruch zur Diagnose vergehen oft Jahre. Die Krankheit kann lange unbemerkt bleiben, bis die Symptome so schwer erträglich werden, dass die Betroffenen einen Arzt aufsuchen.

Euthyreose – Lange symptomlose Phase

Die Zerstörung der Schilddrüse läuft in Schüben ab. Da jede Zelle für sich weiterkämpft und ganz allein funktionieren kann, dauert es eine Weile, bis die verbleibenden Zellen das Arbeitspensum nicht mehr kompensieren können. Erst wenn die produzierte Hormonmenge nicht mehr ausreicht, treten erste Symptome auf.

Früher wurde während jeder Krankheitsphase sofort Thyroxin verordnet. Dadurch konnte unbemerkt bleiben, dass die Erkrankung gar nicht weiter fortschreitet (= Remission) und das verbleibende gesunde Schilddrüsengewebe eigentlich selbst noch genug körpereigenes Hormon produzieren könnte.

Die moderne Therapie dagegen geht immer mehr von der reinen Behandlung von Laborwerten ab.

Deswegen wird oftmals nach dem ersten Jahr der Therapie vom Arzt vorgeschlagen, die Medikamente versuchsweise auszuschleichen, „um zu sehen, was passiert".

Das hat den Hintergrund, dass die Hormonersatztherapie dazu beitragen kann, dass die Antikörper sinken und die Entzündung der Schilddrüse abklingt. Es kann in manchen Fällen zu einer Remissionsphase kommen, in der das Schilddrüsengewebe nach dem Absetzen der Hormone wieder damit beginnt, selbst

T3 und T4 zu produzieren. Reichen die körpereigenen Hormone aus, um beschwerdefrei zu bleiben, und sind die Laborwerte ebenfalls zufriedenstellend, wird jährlich beim Kontrolltermin evaluiert, wie und ob eine Behandlung wieder aufgenommen werden muss.

Hyperthyreose – kurzfristige Überfunktion im Krankheitsverlauf

Rückblickend erinnern sich viele Betroffene an Phasen, die sie nicht näher zuordnen konnten und die von selbst wieder vergangen sind. Phasen, in denen sie unbeabsichtigt an Gewicht verloren, sich übermotiviert und hibbelig gefühlt haben, vielleicht sogar Herzrasen und Durchfall hatten und nicht gut schlafen konnten. Phasen, in denen feuchte Hände tägliche Begleiter waren, die innere Unruhe manchmal auch in Angst und Panikattacken ausufern konnte. Das kommt dir bekannt vor? All das sind Symptome einer Hyperthyreose.

Während der ersten starken Entzündungsphase zu Beginn der Krankheit arbeiten zwei Mechanismen zusammen, die beide dafür sorgen, dass es zu einer schubweisen Überversorgung mit Schilddrüsenhormonen im Körper kommen kann (Hashitoxikose).

Einerseits merkt der Körper, dass etwas nicht stimmt, daher verstärkt der Hypothalamus die Signale und regt eine erhöhte Produktion von Schilddrüsenhormonen an. Die noch gesunden Zellen speichern weniger ein und schütten die Hormone rasch ins Blut aus. Gleichzeitig geht Schilddrüsengewebe zugrunde, dabei werden aus den Speicherräumen zwischen den Zellen große Mengen an Schilddrüsenhormon freigesetzt.

Dieser Zustand, der von Gewichtsverlust, Reizbarkeit, Hyperaktivität und Hitzewallungen begleitet wird, dauert normalerweise maximal ein paar Wochen an und lässt sich sehr gut mit Betarezeptorenblockern behandeln – falls in dieser Phase überhaupt schon die Diagnose Hashimoto gestellt wird. Gerade bei Frauen über 40 werden diese Symptome oftmals als Beginn der Wechseljahre missinterpretiert.

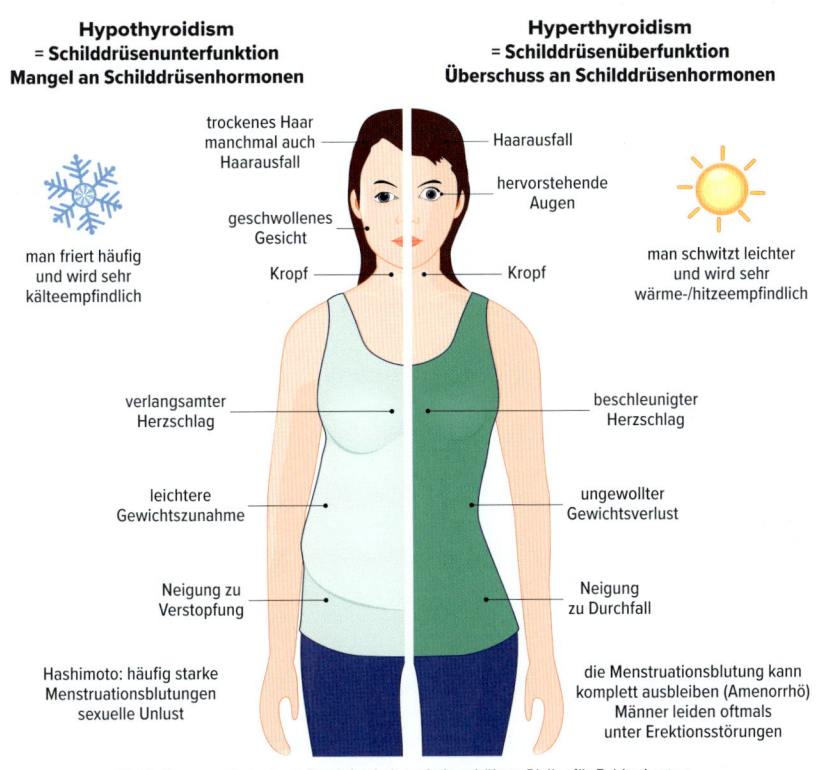

Hypothyroidism
= Schilddrüsenunterfunktion
Mangel an Schilddrüsenhormonen

Hyperthyroidism
= Schilddrüsenüberfunktion
Überschuss an Schilddrüsenhormonen

trockenes Haar
manchmal auch
Haarausfall

Haarausfall

hervorstehende
Augen

geschwollenes
Gesicht

man friert häufig
und wird sehr
kälteempfindlich

man schwitzt leichter
und wird sehr
wärme-/hitzeempfindlich

Kropf

Kropf

verlangsamter
Herzschlag

beschleunigter
Herzschlag

leichtere
Gewichtszunahme

ungewollter
Gewichtsverlust

Neigung zu
Verstopfung

Neigung
zu Durchfall

Hashimoto: häufig starke
Menstruationsblutungen
sexuelle Unlust

die Menstruationsblutung kann
komplett ausbleiben (Amenorrhö)
Männer leiden oftmals
unter Erektionsstörungen

Beide Formen: Reduzierte Fruchtbarkeit und ein erhöhtes Risiko für Fehlgeburten
unregelmäßiger Menstruationszyklus

Symptome von Schilddrüsenunter- und -überfunktion im Vergleich

Hypothyreose – Schilddrüsenunterfunktion, Symptome durch Hormonmangel
Das ist die Phase, in der für die meisten Patient:innen ein jahrelanger Ärzte-
marathon beginnt. Da die Hormone im ganzen Körper wirken, können die vielfältigen Symptome auf alles Mögliche hindeuten:

➤ Am auffälligsten ist anfangs die Gewichtszunahme trotz Appetitlosigkeit.
➤ Mental und körperlich fühlt man sich ständig müde und es fällt einem
  schwer, sich zu konzentrieren.

- Des Weiteren kann ein teigig-verschwollenes Aussehen durch eine Verdickung der Hautschicht auftreten.
- Es kommt zu Bewegungsverlangsamung im Verdauungstrakt – das merken wir als chronische Verstopfung. Auch Übelkeit tritt häufig auf.
- Die Haut wird trocken und schuppig und meist friert man.
- Die Libido ist stark reduziert.
- Manchen Betroffenen hört man es auch an der Stimme an: rau und belegt.
- Die Blutfettwerte, das Cholesterin kann – scheinbar grundlos – erhöht sein.

In dieser Phase muss bereits die individuell passende Menge an Hormonen substituiert werden, weil die eigenen Zellen nicht mehr genug Hormone produzieren können.

Eine Frau, die ihrem Arzt die obigen Symptome schildert und deren Blutbild auf den ersten Blick unauffällig aussieht, da genug Eisen und Vitamin D vorhanden sind und der TSH-Wert noch im grenzwertigen Normalbereich ist, bekommt leider oftmals die stereotype Antwort, dass das doch typisch weiblich sei und die Beschwerden wohl psychisch bedingt sind. Dabei hätte ein aufmerksamer Blick in die Laborwerte gezeigt: Es gibt eine körperliche Ursache. Zeigen kann das eine Analyse der Hormonwerte (fT3, fT4) sowie der Antikörper im Blut und eine Ultraschall-Untersuchung der Schilddrüse.

Wie entsteht eine Autoimmunerkrankung?

Unser Immunsystem schützt uns täglich vor schädlichen Eindringlingen. Dafür muss es in der ersten Stufe unterscheiden: Gehörst du zu uns oder nicht? Allem Fremden steht unser Immunsystem zunächst misstrauisch gegenüber und muss sich dann entscheiden: Schadest du mir oder bist du ungefährlich? Fehler führen zu Allergien und Unverträglichkeiten.

Fehlfunktionen im Erkennen von körpereigenem Material kommen weltweit bei rund 5–8 % der Menschen vor. Das führt dazu, dass unser Abwehrsystem eigenen Körperzellen gegenüber intolerant wird und beginnt, spezielle Antikörper gegen das vermeintlich Feindliche zu bilden. Diese Antikörper sind im Blut nachweisbar.

Antikörper bedeuten noch nicht, dass ein Mensch erkranken muss. Erst wenn Angriffe auf körpereigene Zellen ausgelöst werden, was zu Entzündungsreaktionen führt und in der Folge Gewebe zerstört, dann treten auch Symptome auf – eine manifeste Autoimmunerkrankung ist da.

Je nachdem, welche Zellen vom Immunsystem als „fremd" identifiziert wurden, beschränkt sich die Autoimmunerkrankung auf ein Organ oder auf einen Zelltyp (z.B. bei Hashimoto) oder tritt im ganzen System auf (z.B. Lupus erythematodes). Mischformen treten ebenfalls auf.

Gerade Schilddrüsenzellen scheinen ein beliebtes Ziel unseres Immunsystems zu sein, wobei unter den Autoimmunerkrankungen der Schilddrüse Hashimoto am häufigsten auftritt.

Was wir glauben, über die Ursachen zu wissen

Die Gene allein sind ausschlaggebend – aber nicht allein dafür verantwortlich, dass eine solche Erkrankung auftritt.

Damit eine Veranlagung zu einer Autoimmunerkrankung dazu führt, dass diese auch ausbricht, braucht es ein ungünstiges Zusammenspiel aus Prädisposition (Genen) und auslösenden Faktoren.

Es gibt viele Theorien dazu, warum das körpereigene Immunsystem beschließt, die eigenen Zellen anzugreifen. Bekannte Risikofaktoren für Autoimmunerkrankungen sind:

- Alter: Je öfter sich unsere Zellen erneuern und damit unsere Gene kopiert werden, umso leichter kann es zu Kopierfehlern kommen.
- Geschlecht: 60–80 % der Betroffenen von Autoimmunerkrankungen sind weiblich.

- Hormone: Unseren Hormonen wird mittlerweile ein großer Einfluss zugeschrieben. Ein Hormonungleichgewicht – vor allem der Sexualhormone – begünstigt das Krankheitsgeschehen.
- Rauchen
- Stress
- Medikamente (z. B. Immuntherapeutika)
- Infektionen mit Bakterien oder Viren
- Bestehende Allergien, d. h. wenn das Immunsystem bereits eine Neigung dazu hat, harmlose Stoffe als gefährlich einzustufen.
- Selenmangel
- Jod-Überdosierung, aber auch Jodmangel begünstigt Schilddrüsenerkrankungen
- Vitamin D-Mangel
- chronische Darmentzündungen/Mikrobiom-Störungen
- Umweltbedingungen (hormonstörende Substanzen, Strahlenbelastung, …)

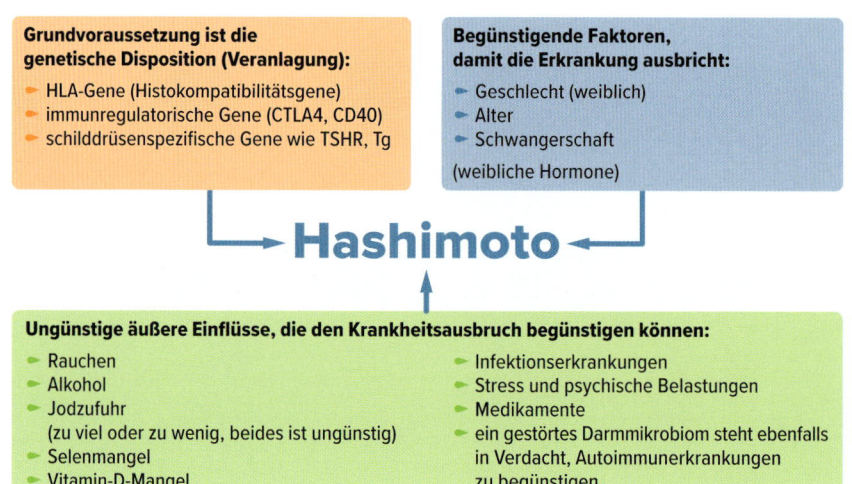

Risikofaktoren für Hashimoto

Am wahrscheinlichsten ist, dass eine Kombination mehrerer Risikofaktoren zum Ausbruch von Hashimoto führt.

So wie ungünstige Kombinationen die Immunabwehr ausflippen lassen, können günstige Kombinationen sie dabei unterstützen, wieder zur Ruhe zu kommen. Es gibt keinen gesicherten Weg – aber viele Hinweise aus aktueller Forschung und der Praxis, was helfen könnte.

Welche Möglichkeiten es gibt, in der Ernährung, im Lebensstil und in der ganzheitlichen Betrachtung des Menschen positiv auf das Geschehen im Körper einzuwirken, dazu findest du in den folgenden Kapiteln Antworten und Anregungen.

Hashimoto: Und jetzt? Werde ich wieder gesund?

Autoimmunerkrankung, eigene Körperzellen, die unwiderruflich zerstört werden – das klingt bedrohlich. Aber man liest ja immer wieder von neuen Medikamenten, gibt es vielleicht sogar schon Heilung?

> *Hashimoto ist aktuell leider noch nicht heilbar – aber gut behandelbar. Ein normales, symptomfreies Leben ist möglich!*

Hashimoto ist derzeit nicht heilbar – aber gut behandelbar.

Mit einem:einer Schilddrüsenspezialist:in an der Seite und einem bewussten und gesunden Lebensstil mit Entspannung, Ernährung und Bewegung ist die Lebenserwartung mit Hashimoto genauso hoch wie ohne.

Wenn es keine Heilung gibt –
warum gibt es dann so viele Bücher darüber?

Autoimmunerkrankungen können genauso plötzlich, wie sie auftauchen, auch wieder stoppen. In diesem Fall spricht man von Remission. Der Körper hört auf, Antikörper gegen die eigenen Zellen zu bilden. Die Zerstörung des Schilddrüsengewebes stoppt, das verbliebene gesunde Gewebe hat Zeit, sich zu regenerieren. Diese Phase kann Wochen, Monate, Jahre oder das ganze restliche Leben lang anhalten. Es gibt nicht den einen Weg und auch keine Garantie zur dauerhaften Remission.

Gerade im Frühstadium von Hashimoto – wenn noch genug gesundes Gewebe vorhanden ist – besteht die beste Chance darauf, die Erkrankung zum Stillstand zu bringen, eine dauerhafte Remissionsphase zu erreichen und ohne Medikamente leben zu können. Die Forschung steckt noch in den Kinderschuhen, es gibt leider noch kein sicheres Therapieschema dafür. Doch viele Bücher und Ratgeber spielen mit der Hoffnung von Erkrankten und geben vor, dass jede:r die Remission erreichen kann – was leider nicht der Fall ist.

Wird die Erkrankung zu spät erkannt, ist die eigene Schilddrüse bereits weitgehend zerstört. Dann müssen die fehlenden lebenswichtigen Hormone in Tablettenform eingenommen werden, um die Unterfunktion der Schilddrüse auszugleichen und den Körper ins Gleichgewicht zu bringen.

Die Hormone sind nicht nur notwendig, um wieder mehr Energie zu haben und sich besser zu fühlen. Eine chronische Unterfunktion muss auf jeden Fall behandelt werden, da diese den kompletten Körper belastet und unbehandelt schwerwiegende Folgen hat, die mit einer gut eingestellten Hormonersatztherapie vermieden werden können:

- Fettstoffwechselstörungen zeigen sich im Labor durch ein erhöhtes Gesamt-, VLDL- und LDL-Cholesterin.
- Diese erhöhten Blutfette versucht der Körper zu regulieren, indem er den Überschuss in den Gefäßen ablagert (Atherosklerose), was wiederum den Blutdruck und das Risiko für Herzinfarkte erhöhen kann.
- Nierenerkrankungen scheinen häufiger bei chronischer Schilddrüsenunterfunktion aufzutreten als bei schilddrüsengesunden Menschen.

Obwohl in diesem Stadium die Schilddrüse leider nicht mehr zu retten ist, gelten dieselben Empfehlungen wie im Frühstadium der Erkrankung!

Warum? Autoimmunerkrankungen kommen häufig im Doppelpack! Andere autoimmun bedingte Erkrankungen, wie z. B. Diabetes mellitus Typ 1, Morbus Addison, Zöliakie und Vitiligo treten in Verbindung mit Hashimoto vermehrt auf (siehe Kapitel 5). Darum sollten alle Weichen gestellt werden, um das eigene Immunsystem in Balance zu halten.

Exkurs: Chronische Erkrankungen und die Schuldfrage

Den eigenen Körper und Geist gesund zu halten, ist mittlerweile so etwas wie eine gesellschaftliche Verpflichtung geworden. Bewusst und unbewusst bekommen wir die Botschaft eingeimpft: „Wenn du dich gesund ernährst, ausreichend schläfst, Sport treibst, deinen Stress im Griff hast und dich von Handystrahlen, rotem Fleisch, Fastfood, Alkohol und Nikotin fernhältst, dann lebst du lange und bleibst gesund!"

Das erzeugt immensen Druck und Schuldgefühle.

Wir haben nicht alles in der Hand!

Im Leben gibt es viele Elemente, die wir nicht kontrollieren können, dazu gehören:

- Ob wir mit männlichem oder weiblichem Hormonsystem geboren wurden.
- Welche Genkombination uns mitgegeben wurde.
- Ob wir eine behütete Kindheit hatten oder bereits in jungen Jahren viel Leid erfahren mussten.
- Ob wir in einem Land mit hohem Lebensstandard geboren wurden oder nicht.
- Ob wir als Kinder ärztlich versorgt wurden, wenn wir krank waren.

Und nicht zuletzt sind die Gründe, warum manche Krankheiten bei den einen ausbrechen und bei den anderen nicht, selbst im 21. Jahrhundert nicht gänzlich erforscht. Kurz: Es ist schlichtweg nicht angebracht, die Schuld für eine Krankheit bei sich selbst zu suchen.

Schuldgefühle führen nur dazu, dass du dich schlecht fühlst und noch mehr Stress hast.

Sind sie einmal da, lassen sie sich aber nicht auf Knopfdruck abstellen.

ÜBUNG: **Krankheit und Glaubenssätze**

Denk darüber nach, welche Gedanken und Glaubenssätze dich bisher geplagt haben, und schreib sie um.

Zum Beispiel:

Ich bin ja selbst schuld, hätte ich mich gesünder ernährt, wäre ich jetzt sicher nicht so krank.

Ersetzen durch: *Ich werde täglich frische Lebensmittel essen, um mich wieder wohler und energiegeladener zu fühlen.*

Ich bin so faul und unsportlich, ich bin einfach nicht dafür gemacht mich zu bewegen.

Ersetzen durch: *Ich gönne meinem Körper die Auszeit, die er braucht. Ich will verschiedene Formen der Bewegung (wie z.B. Bouldern, Yoga, Geocaching, Linedancing, ...) ausprobieren, um etwas zu finden, das mir Spaß macht und mir guttut.*

TIPP: Nimm dir ein Stück Papier, einen dicken Stift und einen Klebestreifen. Formuliere dir deine positiven neuen Glaubenssätze und klebe sie an eine Stelle, die du täglich siehst – z.B. an den Badezimmerspiegel.

Einstiegsregeln für das Umformulieren von Glaubenssätzen:

1. Positiv formulieren
2. Verneinungen vermeiden
3. Gegenwartsform verwenden
4. aktiv formulieren: *„ich werde"* statt *„ich will"*

Du bist an Hashimoto erkrankt.
Du hast es verdient, dass dir umfassend geholfen wird.
Von ärztlicher Seite, von deiner Familie, deinen Freund:innen
und von dir selbst.

Take-Aways: Schilddrüse und Hashimoto

- Hashimoto gehört zu den Autoimmunerkrankungen – das bedeutet, dein Immunsystem greift Zellen deiner Schilddrüse an und zerstört sie dauerhaft.

- Hashimoto kann lange Zeit ohne Symptome bestehen.

- Die Schilddrüsenzellen produzieren Hormone, die im ganzen Körper wirken. Fehlen diese, liegt eine Hypothyreose vor. Du fühlst dich schlapp und energielos.

- Hashimoto ist nicht heilbar, aber mit Medikamenten gut behandelbar! Trotz Hashimoto kannst du ein erfülltes, beschwerdefreies Leben genießen.

- Am Ausbruch der Krankheit ist niemand schuld, am wenigsten du selbst!

Hashimoto: (Noch) nicht heilbar, aber gut behandelbar

2

Mit Hashimoto hat man die zweifelhafte Ehre, an der häufigsten und besterforschten Autoimmunerkrankung unserer Zeit erkrankt zu sein. Das einzig wirklich Gute daran ist, dass die Symptome von Hashimoto sehr gut behandelbar sind. Heilung ist derzeit (noch) nicht in Sicht.

Die Krankheit wird mittlerweile viel früher erkannt, da sich sehr viele Ärzt:innen der Symptome bewusst sind und dadurch die notwendigen Untersuchungen verordnen können. Ist zum Zeitpunkt der Diagnose noch ausreichend gesundes Schilddrüsengewebe vorhanden, besteht die Chance, in Remission zu kommen – das heißt, der Krankheitsverlauf stoppt.

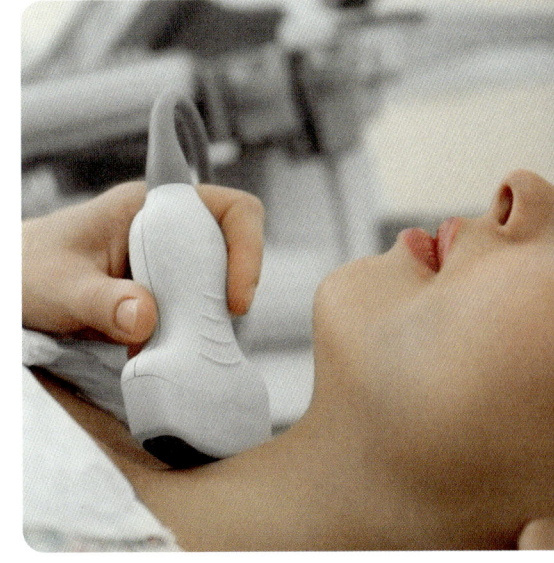

Für einen Großteil der Betroffenen steht am Ende des Krankheitsverlaufs eine funktionslos verkümmerte Schilddrüse. Das eigene Schilddrüsengewebe ist so weit zerstört, dass nicht mehr genug Hormone hergestellt werden können. Daher ist es besonders wichtig, sich schon frühzeitig nach der Diagnose mit der eigenen Einstellung zu Medikamenten zu befassen – um im Fall der Fälle bereit zu sein, die fehlenden Schilddrüsenhormone in Tablettenform einzunehmen.

Die Therapie ist jedoch nicht mit einer täglichen Tabletten-Einnahme beendet! Hashimoto wird mittlerweile individuell therapiert, um die Symptome zu beseitigen und ein beschwerdefreies Leben zu ermöglichen.

Therapie rein nach Blutwerten entspricht nicht mehr den aktuellen Empfehlungen. Solltest du an einen Arzt geraten sein, der nicht dich, sondern deine Laborwerte therapiert, such dir einen anderen!

> *Die optimale ärztliche Versorgung – nach modernen wissenschaftlichen Erkenntnissen, menschlich und auf Augenhöhe – ist das Fundament für ein langes und beschwerdefreies Leben mit Hashimoto!*

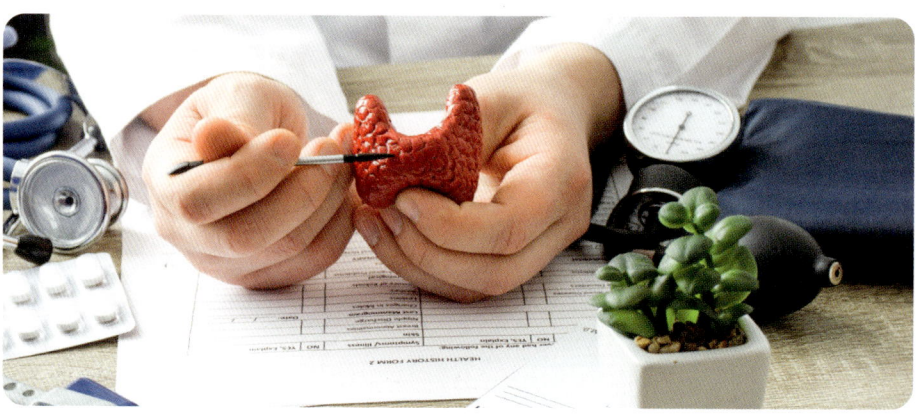

Hashimoto begegnest du mit einem ganzheitlichen Dreiklang aus Wissen, Körper und Psyche.

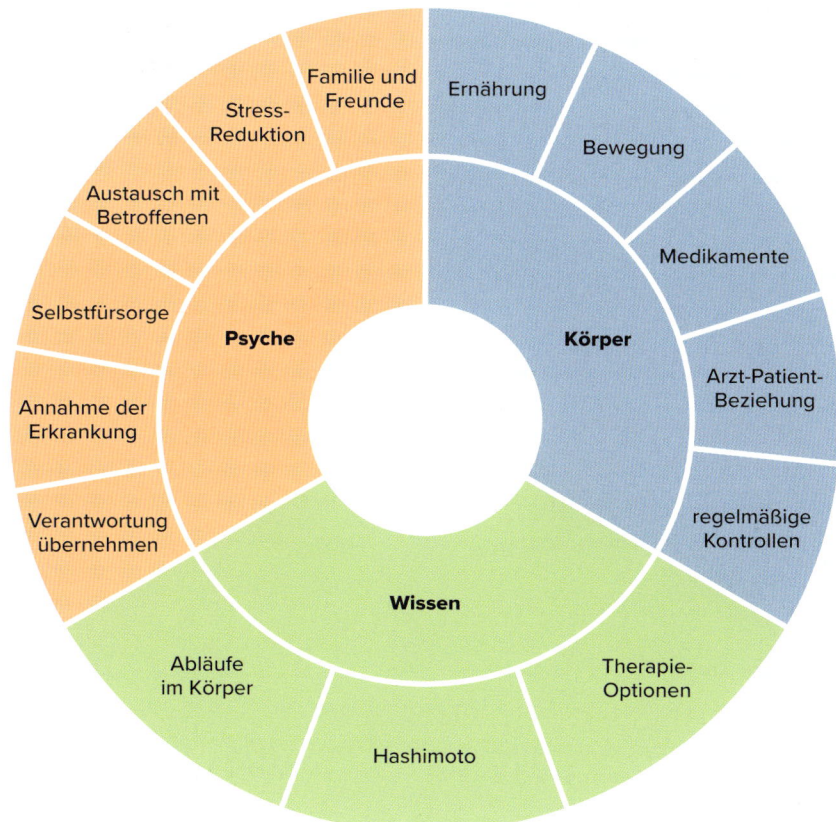

Hashimoto in Balance

Schilddrüsenwerte, die du kennen solltest

Was sind Antikörper? Was sagen die TRH- und TSH-Werte aus? Was sind die aktiven und inaktiven Formen der Schilddrüsenhormone? Über diese Basics solltest du Bescheid wissen, um Laborwerte, Diagnosen und Behandlungsempfehlungen besser zu verstehen.

TSH – Thyreoidea-stimulierendes Hormon

ist das Hormon, das in der Hirnanhangdrüse (= Hypophyse) gebildet wird, um deine Schilddrüse anzutreiben. Es wird dann vermehrt ausgeschüttet, wenn dein Gehirn das Signal empfängt: Schilddrüse, arbeite mehr! Es stimuliert die Schilddrüse zum Jod-Einbau, zur Hormonsynthese und zur Hormonfreigabe.

TSH-Wert und Körpergewicht stehen im engen Zusammenhang. Kleinere Menschen benötigen weniger davon als größere Menschen. Dünne weniger als Dicke. Menschen im Wachstum (sprich Kinder und Jugendliche) benötigen ebenfalls mehr Energie – also auch mehr Schilddrüsenhormone – als ältere Menschen, die schon im letzten Lebensquartal sind.

Der TSH-Spiegel im Blut kann ein erstes Warnsignal darstellen und ist ein Kontrollwert für die Höhe der Thyroxindosis und den Krankheitsverlauf. Die Referenzbereiche bzw. Normwerte sind methoden- und laborabhängig und können in deinem Blutbefund von denen in diesem Buch leicht abweichen.

TSH-Referenzwert: Was ist schon normal?

Vorab ist zu sagen, dass es weltweit keine Einigkeit darüber gibt, wie hoch ein normaler TSH-Wert bei Männern und Frauen sein sollte. Die Spanne eines normalen TSH-Wertes wird derzeit von 0,27 bis 4,20 mlU/l angenommen. Dieser Referenzbereich wurde jedoch zu einer Zeit erarbeitet, als noch vielerorts Jodmangel herrschte. Das heißt, dass auch bei Menschen mit gesunder Schilddrüse früher die Hirnanhangdrüse verstärkt die Schilddrüse antreiben musste (d. h. ein ständig erhöhter TSH-Spiegel notwendig war), um das vorhandene Jod so vollständig wie möglich zu T3 und T4 zu verarbeiten.

Neuere Überlegungen von Expert:innen und Fachgesellschaften gehen daher immer öfter in die Richtung, den Referenzwert anzupassen – hier werden aktuell neue „Normwerte" zwischen 0,3 und 2,5 mlU/l diskutiert. Dies deckt sich z. B. mit dem Zielbereich, der bei Kinderwunsch zu erreichen versucht wird. Mit einem TSH über 2,0 mlU/l wird es bereits schwieriger, schwanger zu werden, und die Gefahr von Fehlgeburten steigt an.

TSH-Schwankungen: Blutabnahme immer zur gleichen Zeit

Der TSH-Spiegel unterliegt individuellen Schwankungen, beeinflusst durch die Sexualhormone und auch durch die Einnahme der Antibabypille. Selbst die Jahres- und Tageszeit der Blutabnahme oder eine leichte Erkältung können den TSH-Spiegel erhöhen, ohne dass eine Schilddrüsenerkrankung vorliegt. Daher ist es sinnvoll, dass ein einmalig erhöhter Wert ohne Symptome und sonstige Verdachtsmomente nach ein paar Wochen erneut kontrolliert wird und erst bei zweimal erhöhtem Wert weitere Untersuchungen veranlasst werden.

TSH-Verlaufskontrolle bei Hashimoto

Um bei Hashimoto den Verlauf oder die Höhe der Medikamentendosis zu kontrollieren, sollte die Blutabnahme möglichst immer unter den gleichen Rahmenbedingungen erfolgen: Am besten morgens und nüchtern, zur gleichen Uhrzeit und ohne vorherige Einnahme der Schilddrüsenmedikamente. Sonst fehlt die Aussagekraft der Werte im Verlauf.

Außerdem ist es wichtig zu wissen, dass die Werte auch zwischen den Laboren schwanken. Die Analyse sollte daher idealerweise jedes Mal durch das gleiche Labor durchgeführt werden.

TRH – Thyreotropin Releasing Hormon

wird im Hypothalamus produziert und freigesetzt. Wie im ersten Kapitel im Regelkreis dargestellt, fährt die TRH-Produktion immer dann hoch, wenn im Blut zu wenig Schilddrüsenhormone gemessen werden. TRH regt die Hypophyse zur Freisetzung von TSH an.

Cortisol – das Stresshormon, das gerade bei chronischem negativem Stress oftmals erhöht ist –, kann dazu führen, dass die TSH-Werte normal erscheinen, weil Cortisol im Regelkreis der Schilddrüse ebenfalls eine Rolle spielt und die Ausschüttung von TRH hemmt.

Antikörper

sind grundsätzlich eine sehr nützliche Erfindung unserer Immunabwehr. Sie erkennen fremde, potenziell schädliche Zellen wie z. B. Tumorzellen, Bakterien und Viren und „markieren" diese für die Beseitigung durch unsere Killerzellen. Im Falle der Schilddrüse sind folgende drei Typen von Antikörpern relevant:

Thyreoperoxidase-Antikörper (TPO-AK): Deren Wert ist bei 90 % der Hashimoto-Patient:innen erhöht und daher gut dazu geeignet, andere Erkrankungen auszuschließen. Die Thyreoperoxidase ist jenes Enzym, das dafür sorgt, dass das Jod in die Schilddrüsenhormone eingebaut werden kann. Das verhindern die Antikörper.

Thyreoglobin-Antikörper (TG-AK, TAK): Bei 70 % der Hashimoto-Patient:innen ist dieser Antikörper erhöht. Thyreoglobin ist ein Vorläuferprotein für die Schilddrüsenhormone.

TSH-Rezeptor-Antikörper (TRAK): Diese Antikörper sind bei der zweithäufigsten Autoimmunerkrankung, dem Morbus Basedow, erhöht. Sie bewirken, dass die Schilddrüse unkontrolliert Hormone produziert und ausschüttet.

Schilddrüsenhormone

T4 (Thyroxin, Tetra-Jod-Thyronin) und T3 (Tri-Jod-Thyronin) sind die inaktiven Formen der Schilddrüsenhormone. Sie sind an Proteine gebunden, in dieser Form können sie von der Schilddrüse in den ganzen Körper transportiert werden, sind aber nicht stoffwechselwirksam.

Biologisch wirksam ist nur etwa 1 % der Schilddrüsenhormone, die ungebundenen oder auch freien. Daher erhält die Bezeichnung ein kleines „f", d. h. fT3 und fT4. Referenzbereiche für fT3 und fT4 sind methoden- und laborabhängig.

Diese freien Schilddrüsenhormone sind es auch, die unser Körper im Blutkreislauf misst und deren Konzentration über einen Rückkopplungsmechanismus an das Gehirn zurückmeldet, ob mehr oder weniger TRH abgegeben werden soll.

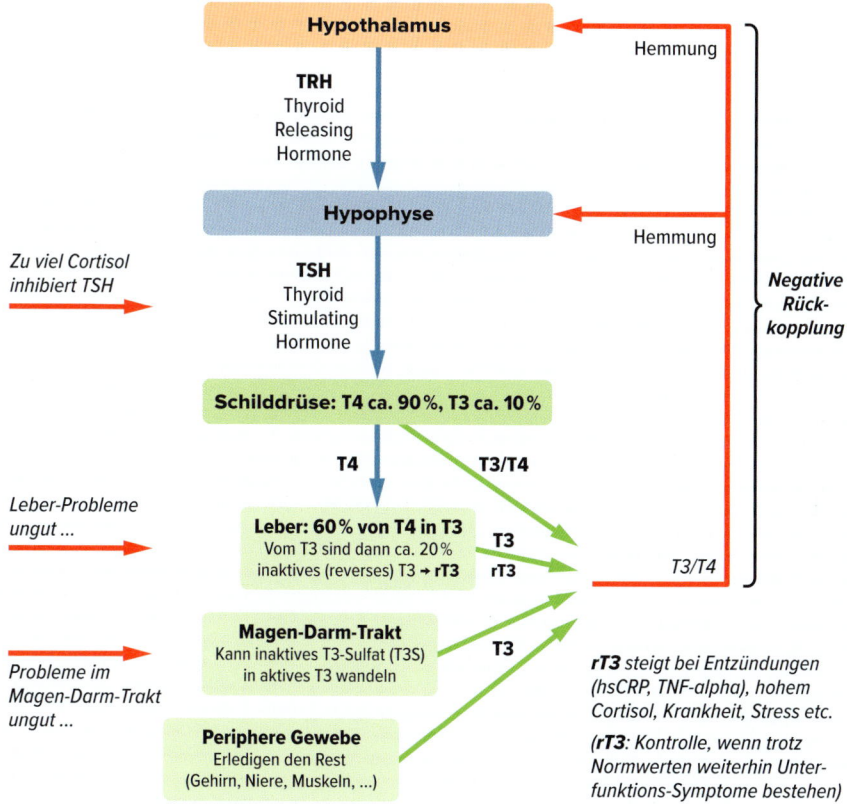

Hypothalamus

TRH
Thyroid
Releasing
Hormone

Hemmung

Hypophyse

Hemmung

Zu viel Cortisol
inhibiert TSH

TSH
Thyroid
Stimulating
Hormone

**Negative
Rück-
kopplung**

Schilddrüse: T4 ca. 90 %, T3 ca. 10 %

T4   T3/T4

Leber-Probleme
ungut ...

Leber: 60 % von T4 in T3
Vom T3 sind dann ca. 20 %
inaktives (reverses) T3 → rT3

T3
rT3

T3/T4

Magen-Darm-Trakt
Kann inaktives T3-Sulfat (T3S)
in aktives T3 wandeln

T3

Probleme im
Magen-Darm-Trakt
ungut ...

Periphere Gewebe
Erledigen den Rest
(Gehirn, Niere, Muskeln, ...)

rT3 steigt bei Entzündungen
(hsCRP, TNF-alpha), hohem
Cortisol, Krankheit, Stress etc.

(rT3: Kontrolle, wenn trotz
Normwerten weiterhin Unter-
funktions-Symptome bestehen)

Regelkreis der Schilddrüsenhormone

Abgrenzung von anderen Formen
der Schilddrüsenunterfunktion

Hashimoto ist die bekannteste und eine der häufigsten, aber leider nicht die einzige Erkrankung, die das kleine Schmetterlingsorgan betrifft. Gleich dahinter folgt Morbus Basedow, diese Krankheit verursacht eine autoimmun bedingte chronische Überfunktion der Schilddrüse.

Nicht jede:r Patient:in lässt sich in dieses Schema pressen. Sollte die Diagnose bei dir nicht ganz klar sein, findest du nachstehend einen Überblick der autoimmun bedingten Schilddrüsenentzündungen, die nicht von Geburt an bestehen:

Diagnose	Parameter, kurze Erklärung
AIT – Autoimmun-thyreoiditis mit Euthyreose	Anti-TPO-Antikörper nachweisbar TSH und Schilddrüsenhormone meist noch im Normalbereich, daher keine Symptome → Entwickelt sich im Verlauf meist zu einer HT
PPT – Post-Partum-Thyreoiditis (post-partale Thyreoiditis)	Schilddrüsenentzündung, die erstmals innerhalb eines Jahres nach einer Entbindung auftritt. Verläuft oft symptomlos – wenn Symptome auftauchen, werden diese häufig als Wochenbett-depression missinterpretiert. → Diese Form neigt im Verlauf häufig zur spontanen Remission, das bedeutet, der Krankheitsverlauf stoppt. Wiederaus-bruch bei neuerlicher Schwangerschaft möglich!
igG4-assoziierte Thyreoiditis (Riedel-Struma)	Sehr seltene Form ohne Antikörpernachweis. Schilddrüsen- und umliegendes Gewebe wird in hartes Binde-gewebe umgebaut, was langfristig zu einer Schilddrüsenunter-funktion führt.
HT – Hashimoto-Thyreoiditis*	Anti-TPO und/oder Anti-TG-Antikörper nachweisbar (bei 10–20% der Patient:innen keine Antikörper) Die Schilddrüse kann normal groß, aber auch verkümmert sein oder sich vergrößert darstellen. Bei verkleinerter Schilddrüse (= Schilddrüsenatrophie) kann eine „Ord-Thyreoiditis" diagnos-tiziert sein, damit ist jedoch die gleiche Erkrankung gemeint.
GT – Morbus Basedow (Graves' Disease)*	TRAK-Antikörper erhöht TSH erniedrigt, Schilddrüsenhormone erhöht Schilddrüsenüberfunktion mit Symptomen und endokrine Orbitopathie (= nicht therapierbares Gewebe-wachstum in der Augenhöhle)
IT – Immunogene Hyperthyreose oder auch atypischer Morbus Basedow*	Wie GT, jedoch ohne die endokrine Orbitopathie.

*oftmals auch zusammengefasst als „AITD – Autoimmunthyreoiditis mit Schilddrüsenfunktions-störung" bezeichnet. Quelle: DocCheck Flexikon

Wie wird die Diagnose Hashimoto gestellt?

Am Anfang jeder Therapie steht die Diagnose!

Es hilft, sich vor dem Arzttermin schon Folgendes aufzuschreiben:

- ➤ Welche Schmerzen und/oder Symptome plagen mich?
- ➤ Seit wann habe ich diese Beschwerden und gibt es in der Familie bereits Fälle von Hashimoto?
- ➤ Was vermute ich?
- ➤ Was erwarte ich mir vom Termin bzw. von den Untersuchungen?

Mit diesen Notizen zur Hand ist der Arzttermin stressfreier, weil du nichts Wichtiges vergessen kannst.

Klare Kommunikation ist wichtig!

Deinem Arzt oder deiner Ärztin offen deine Symptome zu schildern, ist der einzige Weg, um schnell zur richtigen Diagnose zu kommen. Das ist kein Jammern, das sind essenzielle Informationen, ohne die dein Arzt dich nicht richtig beraten und behandeln kann!

Statt vage zu sagen: Ich bin oft müde und habe keine Energie. Könnte das die Schilddrüse sein?

Sag lieber: Normalerweise bin ich ein richtig unternehmungslustiger Mensch. In den letzten zwei Monaten komme ich jedoch trotz acht bis neun Stunden Schlaf morgens kaum aus dem Bett. Irgendwie quäle ich mich durch den Tag in der Arbeit und kann mich schwer auf meine Tätigkeiten konzentrieren. Daheim falle ich nur mehr auf die Couch. Auch meine Familie macht sich schon Sorgen um mich. In meiner Familie gibt es einige Fälle von Hashimoto, darunter auch meine Mutter und meine Tante mütterlicherseits. Daher denke ich, dass es auch bei mir die Schilddrüse sein könnte.

Daraufhin wird dein Arzt dir weitere Fragen stellen, die mit den Symptomen von Schilddrüsenüber- und/oder -unterfunktion zusammenhängen.

Mögliche Fragen können sein:

- Leiden Sie unter Herzrasen oder Herzstolpern?
- Sind Sie ständig nervös oder leichter reizbar als früher?
- Haben Sie Schluckbeschwerden oder ein Globusgefühl im Hals?
- Wie schlafen Sie zurzeit?
- Schwitzen Sie mehr als sonst?
- Haben Sie ein Zittern in Ihren Händen bemerkt?
- Fallen Ihnen mehr Haare aus als sonst?
- Haben Sie bei sich Heiserkeit bemerkt?
- Sind Sie rasch müde und wenig belastbar?
- Können Sie sich bei der Arbeit gut konzentrieren?
- Frieren Sie leicht? War das schon immer so?
- Wie oft müssen Sie auf die Toilette? Hat sich Ihre Stuhlfrequenz oder die Konsistenz verändert? (Verstopfung oder Durchfall)
- Haben Sie in letzter Zeit ungewollt an Gewicht verloren, obwohl Sie viel essen?
- Oder haben Sie in den letzten Wochen an Gewicht zugenommen?

Zusätzlich wird dein Arzt dich körperlich untersuchen. Dabei wird er deinen Halsbereich und deine Schilddrüse auf Veränderungen abtasten. Schilddrüsenerkrankungen können sowohl mit einer vergrößerten als auch einer verkleinerten Schilddrüse einhergehen. Knoten lassen sich oft schon von außen ertasten.

Finden sich bei der Untersuchung keine Auffälligkeiten (wie tastbare Veränderungen der Schilddrüse oder eine Häufung von verdächtigen Symptomen), wird der behandelnde Arzt gemeinsam mit dir nach anderen Ursachen für deine Beschwerden forschen. Er wird auch deinen Blutdruck messen und weitere Fragen stellen.

Teilt dein Arzt jedoch deine Vermutung, wird er dir zur Abklärung Blut abnehmen und es ins Labor schicken. Neben einem großen Blutbild und individuell weiteren Werten (z.B. Eisen, Vitamin D, …) wird er auch den TSH-Wert bestimmen lassen. Meist werden auch T3 und T4 mitbestimmt, obwohl diese für die Diagnose nicht ausschlaggebend sind.

Was ist vor der Blutabnahme zu beachten, damit die Werte nicht verfälscht werden?

Wichtig ist u. a., dass in der Zeit von ein bis zwei Wochen vor der Blutabnahme keine Biotin-Präparate (ein Vitamin der B-Gruppe) eingenommen wurden. Dies würde den TSH-Wert verfälschen.

Auch einige Medikamente sowie jodhaltige Kontrastmittel bei Untersuchungen können die Schilddrüsenwerte beeinflussen. Die nachstehende Liste soll einen kleinen Einblick geben, welche Medikamentengruppen die Schilddrüsenwerte beeinflussen. Diese Liste ist nicht vollständig. Sprich mit deinem Arzt oder deiner Ärztin vor der Blutabnahme!

Anwendungsgebiet:	Wirkstoff:
Gegen Übelkeit und Erbrechen	Metoproclamid, Domperidon
Antiepileptika	Phenytoin, Carbamazepin
Psychopharmaka	Sulprid, Lithium
Beruhigung, Schlafmittel	Phenobarbital
Antibiotikum	Rifampicin
Herzrhythmusstörungen	Amiodaron
u.v.m.	

Wenn du keines dieser Präparate einnimmst, kann das Blut gleich abgenommen werden, egal zu welcher Tageszeit und egal, ob du davor gegessen hast. Sonst erhältst du einen Blutabnahmetermin, zu diesem kannst du dann nüchtern erscheinen.

Der nächste Arzttermin, der Blutbefund ist da. Wie geht es weiter?

Zeigt der Erstbefund ein unauffälliges Blutbild, kommt es für die weitere Abklärung darauf an, wie hoch oder niedrig der TSH-Spiegel im Vergleich zum Referenzwert des jeweiligen Labors gemessen wurde.

a) TSH-Spiegel im Laborbefund über 4,0, jedoch bei maximal 10,0 mlU/Liter + unauffällige Anamnese (Symptome und Tastbefund)

Dein Arzt oder deine Ärztin wird empfehlen, die Blutabnahme in 6–12 Wochen zu wiederholen.

Verständlicherweise erstmal frustrierend, jedoch deshalb sinnvoll, da der TSH-Wert sowohl im Tagesverlauf schwankt als auch zyklusbedingten Schwankungen unterworfen ist. Auch Medikamente und sogar Nahrungsaufnahme können den TSH-Wert beeinflussen.

Das weitere Vorgehen hängt davon ab, ob der TSH-Spiegel bei der Kontrollmessung wieder erhöht oder unauffällig ist. Außerdem besteht in Österreich die Möglichkeit, sich für die weitere Untersuchung eine Zuweisung zu einer Spezialambulanz geben zu lassen. Dieser Wechsel von der Hausarztpraxis oder der Gynäkologie zu Spezialist:innen kann auch später noch erfolgen.

> *TSH, T3 und T4 sind lediglich Indizien und nicht geeignet,*
> *eine Diagnose zu stellen!*

b) TSH-Spiegel im Laborbefund über 4,0, jedoch bei maximal 10,0 mlU/Liter + auffällige Anamnese (Symptome und Tastbefund) und/oder familiäre Vorbelastung

oder

c) TSH-Spiegel bereits sehr stark erhöht (> 10,0 mU/Liter).

Der Verdacht hat sich erhärtet. Jetzt gilt es herauszufinden, was nicht stimmt. Es werden die freien Schilddrüsenhormone (fT3 und fT4) im Blut bestimmt. Oft können diese spezifischeren Laborwerte telefonisch im Labor nachbestellt werden. Ist dies nicht möglich, wird eine weitere Blutabnahme notwendig.

Auch können die Hashimoto-spezifischen Antikörper (TRAK, TPO) bestimmt werden.

Zusätzlich erhältst du eine Überweisung zur Ultraschalluntersuchung (Sonografie) der Schilddrüse.

Schilddrüsen-Sonografie

Diese Untersuchung ist absolut schmerzlos und ungefährlich.

Schallwellen werden von Geweben unterschiedlich stark reflektiert und ermöglichen so ein Bild unseres Innenlebens von außen. Damit lässt sich nicht nur feststellen, ob die Schilddrüse in Größe und Form normal ist, das entstehende Bild zeigt auch an, wie gut die Durchblutung des Gewebes ist, ob bereits (Hashimoto-)typische Veränderungen im Gewebe erkennbar oder ob Knoten oder Zysten vorhanden sind.

Die Größe der Schilddrüse

- Hashimoto verläuft hierzulande meistens in der atrophen Form – das bedeutet, die Schilddrüse schrumpft im Krankheitsverlauf.
- Nur wenige Patient:innen sind von der hypertrophen Form betroffen, bei dieser Form bildet sich ein Kropf, da das Schilddrüsengewebe unkontrolliert wächst und sich die Schilddrüse dabei vergrößert.
- Eine normal große Schilddrüse schließt die Autoimmunerkrankung nicht aus, da zerstörtes Gewebe durch Bindegewebe ersetzt werden kann und sich die Schilddrüse in der Gesamtgröße dadurch trotz Erkrankung nicht verändert.

Durchblutung

- Entzündungen der Schilddrüse sind im Ultraschall zweifelsfrei erkennbar, da das entzündete Gewebe stärker durchblutet wird.

➤ Im späteren Verlauf ist das umgewandelte, zerstörte Gewebe deutlich dunkler im Ultraschall zu sehen, weil diese Teile der Schilddrüse nur mehr wenig durchblutet werden.

Struktur

Die Gewebezerstörung zeigt sich auch in der Struktur, denn echoarme, d.h. schlecht durchblutete „dunkle" Bereiche wechseln sich mit normal durchblutetem, gesundem, „hellem" Gewebe ab.

Diese ungleichmäßig verteilten Muster sind typisch für einen bereits fortgeschrittenen Krankheitsverlauf bei Hashimoto.

Weitere Untersuchungen können notwendig werden, wenn du in einer Phase der Hormonüberproduktion bist. Auch werden bei der Sonografie häufig kleinere und größere Knoten im Schilddrüsengewebe entdeckt, die abgeklärt werden müssen.

Schilddrüsenszintigrafie und Feinnadelpunktion

Mit einer Überweisung in die Nuklearmedizin bzw. in eine Schilddrüsenambulanz geht es in solchen Fällen weiter. Hier kann eine Schilddrüsenszintigrafie durchgeführt werden. Als erster Schritt wird dabei eine Infusion mit einer kleinen Menge an radioaktiv markierter Substanz vorgenommen, mit der die Vorgänge in der Schilddrüse sichtbar gemacht werden. Mittels spezieller Kamera kann der Stoffwechsel der einzelnen Bereiche im Schilddrüsengewebe begutachtet werden. Auch lassen sich die Beschaffenheit und die Funktion von Schilddrüsenknoten genauer einschätzen. Das hilft dabei herauszufinden, warum deine Schilddrüse zu viele Hormone produziert.

In einzelnen Fällen (beim Vorliegen von Knoten in der Schilddrüse) kann zusätzlich eine Feinnadelpunktion erforderlich sein. Dabei wird eine kleine Gewebemenge aus dem Knoten entnommen, um endgültig Klarheit zu schaffen, um welche Art von Schilddrüsenknoten es sich handelt. Das Gewebe kann unter dem Mikroskop untersucht werden. In den meisten Fällen ergibt sich, dass es harmlose Veränderungen sind, die nicht operiert werden müssen. Auch wenn es unheimlich klingt, mit einer Nadel in den Hals gestochen zu werden: Dieser kleine Stich hat schon vielen Menschen unnötige operative Eingriffe (Entfernung der Knoten) erspart.

Phasen der Krankheitsbewältigung: Auch die Psyche muss heilen

Die Diagnose einer lebenslangen Erkrankung bringt nicht nur Erleichterung, sie ist auch der Beginn einer neuen Lebensrealität. Sie erfordert die Auseinandersetzung damit, lebenslang von Medikamenten abhängig zu sein, um „normal" zu funktionieren.

> *Leider ist es notwendig, sich von dem Gedanken zu verabschieden, ein rundum gesunder Mensch zu sein, der tun kann, was er möchte.*

Es ist absolut natürlich, dass diese Diagnose traumatisch sein kann. Wie du damit umgehst, hängt auch mit den vergangenen Erfahrungen mit chronischen Erkrankungen zusammen, mit der Diagnosestellung, ob du Fragen stellen durftest, ob noch Ängste ungeklärt im Hinterkopf spuken und natürlich auch damit, ob die Symptome schon lange bestehen oder die Diagnose aus heiterem Himmel kommt.

> *Nicht in jeder Phase der Krankheitsbewältigung ist man emotional und geistig dazu in der Lage, konstruktiv und aktiv an der eigenen Therapie mitzuarbeiten oder mitzuentscheiden.*

In welcher Krankheitsphase befinde ich mich? – Dieser *TEST* bietet interessante Fragen, die dir auch dabei helfen zu erkennen, ob du die Krankheit bereits angenommen hast.

Ich kann daher nur empfehlen, sich nach der Diagnose erst mal Zeit zu nehmen und ein Arzt-Patienten-Gespräch über die anstehenden Therapieoptionen und weitere Schritte auf einen späteren Zeitpunkt zu verlegen. Du als Patient:in hast das Recht zu sagen: „Das ist mir gerade zu viel, ich möchte das Ganze erst mal verdauen. Geben Sie mir bitte Informationsmaterial mit und vereinbaren wir einen weiteren Termin in ein bis zwei Wochen zur Nachbesprechung." Jede:r gute Arzt:Ärztin wird deinem Wunsch gerne nachkommen!

Welche Phasen durchlaufen die meisten Erkrankten in der Bewältigung?

Phase 1a: Verleugnung und Schock

Kommt die Diagnose aus heiterem Himmel, reagieren viele Menschen erst einmal mit Schock und Verleugnung. Das kann man sich als geistigen Schutzschild vorstellen und es hilft dabei, sich erstmal zu distanzieren. In dieser Phase sollte man zunächst aufgefangen werden, mit Freund:innen und Familie sprechen, um im geschützten Umfeld den Schock häppchenweise zu verdauen!

Phase 1b: Erleichterung und Gegenwehr

Gab es schon vorher einen Verdacht oder waren die Beschwerden schon quälend, kann aber auch ein Zustand der Erleichterung entstehen. Der geht meist schnell in eine Art Gegenwehr-Verleugnung über. Die Diagnose wird akzeptiert, man möchte jetzt aber alles selbst in die Hand nehmen. Jetzt weiß ich, was ich habe. Mein Arzt kennt sich ja gar nicht aus. Vielleicht sogar: Ich möchte es ohne Medikamente versuchen. Ich finde sicher selbst eine Lösung für meine Erkrankung.

Phase 2: Ärger, Wut, Gereiztheit

Diese Phase belastet besonders die Menschen, die wir am meisten lieben und brauchen. Patient:innen hadern in dieser Zeit mit einfach allem und schütten den ganzen Kübel an negativen Emotionen über Familie und Freund:innen aus.

Geduld ist gefragt! Wenn man keine Kommunikationsbasis mehr findet, hilft hier ein:e externe:r Gesprächspartner:in oftmals sehr gut – Gesprächstherapie allein oder zu zweit.

Phase 3: Verhandeln, mit dem Schicksal hadern

Patient:innen sind sehr aktiv und haben die Hoffnung, mit neuen Behandlungsmethoden entgegen allen Aussagen des Arztes die Krankheit auf eigene Faust zu besiegen. Das deckt sich bei einigen mit Phase 1b, nur dass diese später (nochmals) auftritt.

Phase 4: Niedergeschlagenheit, Depression

Gerade wenn die Schilddrüse zu wenig Hormone produziert, fehlt es an allen Ecken und Enden an Energie. Die Psyche ist angeschlagen. In dieser Phase kann man sich gar nicht vorstellen, dass es jemals wieder anders sein könnte. Liebevoll unterstützende Begleitung durch nahestehende Personen, Ärzt:innen und Therapeut:innen helfen durch diese Phase.

Phase 5: Akzeptanz, Frieden mit sich und dem eigenen Körper schließen

Diese Phase bedeutet nicht, dass man aufgegeben hat und nicht mehr aktiv gegen die Krankheit vorgehen möchte. Ganz im Gegenteil. In dieser Phase verpufft die eigene Energie nicht unnötig in alle Richtungen – sie steht konzentriert und gebündelt zur Verfügung, um die Dinge im Leben zu ändern, auf die man Einfluss hat, um die eigene Lebensqualität – trotz Erkrankung – zu erhöhen.

> *Nicht jeder durchläuft alle Phasen der Krankheitsbewältigung!*

Diese Phasen (nach Elisabeth Kübler-Ross) können nicht als To-Do-Liste zur Krankheitsbewältigung Punkt für Punkt abgearbeitet werden. Der Ablauf ist sprunghaft, es kann auch wieder mal ein paar Schritte zurückgehen.

Jeder Mensch hat seinen eigenen Bewältigungsstil.

Doch genauso wie bei der Medikamenteneinnahme ist Wissen Macht. Wenn du um die Krankheitsbewältigungsphasen weißt, kannst du einen Schritt zur Seite machen. Du kannst dir Zeit lassen, um die Diagnose zu verarbeiten. Du schaffst es vielleicht, dein Umfeld besser aufzuklären und nicht wegzustoßen. Du kannst dir selbst den Freiraum geben, den du brauchst, um zu überlegen und bewusster und besser zu entscheiden.

Basis-Therapie bei Hashimoto

Hashimoto wird im Krankheitsverlauf anfangs von einer symptomlosen (latenten) und spätestens im Endstadium von einer manifesten, symptomatischen Hypothyreose (Schilddrüsenunterfunktion) begleitet.

Wenn du dich wohlfühlst, keine Nährstoffmängel hast und noch ausreichend körpereigene Schilddrüsenhormone produzierst, ist grundsätzlich keine medikamentöse Therapie notwendig.

Auch zeigt eine Studie von Rosário u.a. aus 2015, dass ein leicht erhöhter TSH-Spiegel ohne ausgeprägte Beschwerden nicht unbedingt therapiert werden muss! Nur 19 % der Frauen benötigten im Verlauf der Studie eine Hormonersatztherapie.

Du solltest lediglich jährlich zur Kontrolle gehen, um eine eventuelle Verschlechterung im Krankheitsverlauf frühzeitig zu erkennen. Die Kontrollen sollten lebenslang durchgeführt werden, auch wenn jahrelang keine Verschlechterung eintritt. Das ist damit begründet, dass hormonelle Umstellungsphasen und Infektionen die Erkrankung wieder befeuern können.

Wenn die Krankheit fortschreitet, treten immer mehr unspezifische Symptome auf. Das kommt daher, dass deine Schilddrüse immer weniger Hormone produziert. Spätestens jetzt ist es an der Zeit, mit der Hormonersatztherapie zu beginnen.

Substitutionstherapie: Schilddrüsenhormone in Tablettenform

Da der Körper fähig ist, T4 in T3 umzubauen (vorwiegend in der Leber), ist die erste Wahl der Therapie die Monotherapie, d. h. nur ein Medikament wird eingenommen: T4 (Thyroxin).

Alles dreht sich um dieses Hormon:

Die meisten Patient:innen genießen unter der Therapie ein symptomfreies Leben!

Die Behandlung mit dem Hormon T4 in Tablettenform ist in der richtigen Dosierung sehr gut verträglich und nebenwirkungsfrei. Die Dosierung wird langsam einschleichend begonnen, und je nach Befinden und Laborwerten wird diese alle vier bis sechs Wochen angepasst, bis die individuell beste Dosis an L-Thyroxin gefunden ist.

> *Das Management der Medikamenteneinnahme ist meist die einzige dauerhafte Lebenseinschränkung, mit der es gilt, leben zu lernen!*

Die Tablette muss täglich, am besten zur gleichen Uhrzeit, morgens mindestens 30 Minuten vor dem Frühstück auf nüchternen Magen eingenommen werden.

Wenn die Tabletteneinnahme in der Früh nicht mit dem Arbeitsalltag zusammenpasst – klär mit deiner Ärztin ab, ob auch eine Einnahme vor dem Schlafengehen möglich ist. Wenn du den Zeitpunkt der Einnahme veränderst, ist es meistens auch notwendig, die Dosierung anzupassen!

Levothyroxin trotz normaler Stoffwechsellage?

In der symptomlosen Phase kann es im Einzelfall sinnvoll sein, die Therapie mit L-Thyroxin auszuprobieren. Besonders wenn die Antikörper sehr stark erhöht sind, zeigt sich bei diesen Patient:innen eine Besserung des Befindens mit der Therapie. Bei der Dosisfindung wird versucht, den Serum-TSH-Spiegel in den mittleren Normalbereich zu bringen, um die Schilddrüse zu entlasten und die Antikörper zu reduzieren.

Eine wichtige Lebensphase, in der die Dosierung unbedingt neuerlich engmaschig kontrolliert und angepasst werden muss, ist die Familienplanung. Wenn du schwanger werden möchtest oder bereits schwanger bist, such bitte umgehend deine:n Endokrinolog:in auf, um gegebenenfalls mit der Hormonersatztherapie zu beginnen oder deine bestehende Dosierung anzupassen. Das kleine Menschlein in deinem Körper erhöht deinen Thyroxin-Bedarf um etwa 50 %, das schafft nicht jede erkrankte Schilddrüse.

Wie lange dauert es, bis ich mich nach Therapiebeginn wieder wie ich selbst fühle?

Von der Diagnose bis zum Herantasten an die individuell passende L-Thyroxin-Dosis vergehen oft Monate. Der Prozess ist sowohl ein körperlicher als auch ein psychischer. Durch den oftmals langen Leidensweg muss auch die Seele einiges verarbeiten.

Es ist vollkommen normal, dass nach der ersten Erleichterung der Ärger, die Wut und das Bedauern Oberhand gewinnen. Das ist ein wichtiger Prozess, diese Gefühle solltest du nicht zur Seite schieben, sondern ihnen Raum geben. Gerade, weil unterdrückte Gefühle den Stresslevel im Körper erhöhen. Und Stress nimmt deinem Körper Kraft – Kraft, die er jetzt braucht, um gegen die Krankheit anzukämpfen (siehe Phasen der Krankheitsbewältigung).

Tipps für die richtige Einnahme von Levothyroxin (L-Thyroxin)

Die Einnahme der Schilddrüsenhormone ist mit ziemlich vielen Regeln verbunden! Probleme mit der Dosisfindung und mit wechselnden Symptomen kann es dann geben, wenn die Medikamente nicht richtig eingenommen werden, denn Hormone können nicht wie viele andere Medikamente zu wechselnden Tageszeiten einfach nebenbei eingenommen werden.

> *Nur wenn du weißt, warum du etwas tun sollst,*
> *kannst du entscheiden, ob du es auch so machen möchtest.*

Der erste Schritt, wenn ein Medikament verordnet, wird: Löchere deinen Arzt oder deine Ärztin, bis all deine Fragen beantwortet sind. Die korrekte Einnahme ist für das Behandlungsergebnis ausschlaggebend, und daher wird sich jede:r verantwortungsvolle Arzt:Ärztin gerne die Zeit nehmen. Frag lieber dreimal nach, als unsicher nach Hause zu gehen. Geh erst danach in die Apotheke und löse das Rezept ein.

Schreib dir anfangs alles nochmal auf und starte am nächsten Morgen mit der Einnahme. Mit der Zeit gehen die Regeln in Fleisch und Blut über, versprochen!

Thyroxin-Einnahmeempfehlungen

1) Morgens auf nüchternen Magen – am besten täglich zur gleichen Zeit.

TIPP: Vielen hilft es, die Tabletten im Nachttisch aufzubewahren und sich zwei Wecker zu stellen. Einen ca. 30 Minuten vor dem Aufstehen. Zu dieser

Zeit nimmst du die Schilddrüsenmedikamente mit einem Schluck Wasser und döst noch etwas vor dich hin, bis der zweite Wecker dann zum Aufstehen ruft.

2) Das Frühstück (darunter fallen auch Kaffee und Säfte) sollte idealerweise erst 60 Minuten nach der Tabletteneinnahme erfolgen. Der Abstand zur Einnahme ermöglicht es, dass die Hormone komplett aufgenommen werden.

3) In den ersten drei Stunden nach der Tabletteneinnahme sollen kalziumreiche Lebensmittel und Getränke gemieden werden (besonders erwähnenswert sind Orangensaft, Milchprodukte, aber auch kalziumreiche Mineralwässer und Kohlgemüse).

4) Nahrungsergänzungsmittel und weitere Medikamente müssen mit der Einnahme von Levothyroxin genau abgestimmt werden. Also mit Arzt oder Ärztin besprechen, was noch eingenommen wird, um zu verhindern, dass sie sich gegenseitig negativ beeinflussen.

Worauf sollte ich achten, wenn ich Thyroxin einnehme?

Levothyroxin ist grundsätzlich ein sehr unkompliziertes Medikament mit wenig Nebenwirkungen. Aber alles, was du innerhalb von drei Stunden nach der Einnahme zu dir nimmst, kann damit in Wechselwirkung treten. Es können sich unlösliche Komplexe bilden, die verhindern, dass beide Stoffe im Körper aufgenommen werden. Die Aufzählung ist beispielhaft. Sprich mit deinem Arzt oder deiner Ärztin, wenn du neue Medikamente erhältst, und lies die Beipackzettel aufmerksam, um Wechsel- und Nebenwirkungen vorzubeugen!

- Magensäureblocker (PPI) und Antazida: Eine ausreichende Menge an Magensäure ist notwendig, um Levothyroxin gut aufnehmen zu können. Daher sind sowohl Magensäureblocker (PPI) als auch Antazida ein Problem. Sollte es wegen einer Gastritis oder eines Magengeschwürs notwendig werden, eine Therapie mit Protonenpumpenhemmern (PPI) durchzuführen, kläre ab, welche Einnahmemöglichkeiten in Kombination mit den Schilddrüsenmedikamenten am zielführendsten sind. PPI werden sonst morgens, auf nüchternem Magen, ca. 30 Minuten vor der ersten Mahlzeit eingenommen. Es wäre somit nur möglich, einen Abstand von drei Stunden zu den Schilddrüsenmedikamenten zu schaffen, wenn du das Frühstück ausfallen lässt.

Antazida zur Neutralisierung der Magensäure sind in der Praxis seltener ein Problem, da diese keine Dauertherapie sind. Sie werden eher punktuell nach besonders deftigen Mahlzeiten bei Beschwerden eingenommen. Die deftigen Mahlzeiten finden in den meisten Fällen erst mittags oder abends statt, wenn die drei Stunden Abstand längst vorbei sind.

- Kalziumsupplemente
- Eisensupplemente, auch eisenhaltige Nahrungsergänzungsmittel und Säfte
- Cholesterinsenker, die Gallensäuren binden
- Östrogenhaltige Medikamente wie die Antibabypille

Näheres dazu, welche deiner Medikamente Wechselwirkungen mit Levothyroxin haben können, kannst du auch vor dem Arzttermin nachlesen, um konkrete Fragen zu stellen!

Herstellerwechsel

Empfehlenswert ist es, immer das gleiche Präparat eines Herstellers mit gleichbleibender Rezeptur einzunehmen, auch wenn die Wirkstoffmenge bei Hersteller A auf dem Papier die gleiche ist wie die bei Hersteller B. Die Herstellungsart kann variieren. Es können andere Füllstoffe verwendet worden sein. Alles Faktoren, die die Freisetzung und Resorbierbarkeit des Hormons verändern können. Das kann zu unerwünschten Unter- oder Überdosierungen führen, wenn der Hersteller sich wegen Lieferengpässen, neuem Kassenvertrag, neuer Apotheke mit anderen Lieferant:innen usw. ändern sollte. Wenn du nach einem Wechsel des Herstellers unsicher bist, dich unwohl fühlst oder neue Symptome bemerkst, lass ungefähr 6 Wochen nach dem Wechsel anhand deiner Schilddrüsenwerte kontrollieren, ob eine Dosisanpassung notwendig ist.

Tabletten absetzen

Ein Tipp, sollte Levothyroxin oder ein anderes Hormonpräparat abgesetzt werden: Das darf niemals von einem Tag auf den anderen geschehen. Genau wie zu Beginn der Einnahme muss auch das Absetzen langsam erfolgen, die Dosis wird stetig ausgeschlichen.

Warum? Die Schilddrüse wurde durch die orale Hormonzufuhr entlastet, sie musste lange Zeit selbst kein T3 und T4 produzieren. Es dauert nunmehr einige Zeit, bis die Schilddrüse wieder die volle Produktionsleistung hochgefahren hat.

Setzt man die Tabletten von einem Tag auf den anderen ab, stürzt der Hormonspiegel vorübergehend ins Bodenlose ab. Der TSH-Spiegel steigt rasant an. Die Schilddrüse würde gerne produzieren, schafft es aber nicht in diesem Tempo.

Darum ist es so wichtig, der Schilddrüse durch das langsame Absetzen diese Zeit zu geben, sonst stürzt man sein ganzes System in eine massive Unterfunktion mit allen damit verbundenen Symptomen! Durch das langsame Ausschleichen lösen die körpereigenen Hormone immer mehr die oralen Hormone ab, bis schließlich die Schilddrüse wieder allein übernimmt.

Exkurs: Nährstoffmangel – fehlt dem Körper etwas?

Mit der Diagnose Hashimoto ist es noch nicht getan.

Gerade wenn du bereits vor der Diagnose unter starker Müdigkeit oder anderen unerklärlichen Symptomen gelitten hast, ist es sinnvoll, tiefer in den Körper zu blicken. Denn Hashimoto kann, muss aber nicht mit Nährstoffmängeln zusammenhängen.

Häufige Nährstoffmängel im Zusammenhang mit Hashimoto:
- Selenmangel
- Vitamin-D-Mangel
- Jodmangel
- Eisenmangel bis hin zu einer ausgeprägten Anämie
- Mangel an B-Vitaminen
- Zinkmangel
- Kalziummangel

Es ist also empfehlenswert, die Ist-Situation ärztlich abzuklären und nicht „einfach so" Nahrungsergänzungsmittel einzunehmen. Zu viel des Guten kann sehr schädlich wirken!

Wenn die Nährstoffspeicher schon stark geleert sind, ist meist eine hochdosierte ärztlich verordnete Therapie mit Nahrungsergänzungsmitteln notwendig.

Schlucke nicht auf Verdacht unzählige Tabletten und Kapseln. Das kann schnell nach hinten losgehen. Außerdem können Wechselwirkungen zwischen Medikamenten, Laborwerten und Nahrungsergänzungsmitteln entstehen, die deine Ärztin:dein Arzt sich ohne Absprache nicht erklären kann.

Ergänzend dazu oder spätestens im Anschluss, wenn die Speicher wieder gut gefüllt sind, geht es daran, die Nährstoffbalance mit einer ausgewogenen Ernährung zu halten.

Näheres zu nährstoffreichen Lebensmitteln bei Defiziten in Kapitel 3 (Ernährung).

Einbildung oder nicht?

Trotz Medikament und stabilen Laborwerten fühlst du dich weiterhin erschöpft und elend. Woran liegt das?

Es gibt eine kleine Gruppe von Hashimoto-Patient:innen, die von Anfang an nicht gut mit der Mono-Therapie mit T4 zurechtkommen und deren Symptome nie ganz verschwinden, obwohl die Laborwerte wunderbar aussehen. Es hat sich in einigen Studien wie auch in der gelebten Praxis gezeigt, dass diese Gruppe von einer zusätzlichen Einnahme von T3 profitieren kann. Warum, ist nicht ganz geklärt, man vermutet jedoch, dass bei dieser Gruppe die Umwandlung von T4 in T3 gestört ist – etwa genetisch bedingt oder durch Selenmangel. Auch Medikamente können den Prozess stören.

Zusätzlich kann es aber auch sein, dass nach Jahren der Beschwerdefreiheit bei gleichbleibender Dosierung schleichend oder plötzlich Symptome auftauchen. In beiden Fällen ist es sinnvoll, auch über die Schilddrüse hinauszudenken und die folgenden Punkte zu hinterfragen:

1) Zuerst sollte abgeklärt werden, ob Fehler in der Medikamenteneinnahme vorliegen und die benötigte Hormondosis vom Körper nicht aufgenommen werden kann (siehe Einnahmeempfehlungen ab S. 51).

2) Selbstreflexion: Wie sieht dein Alltag, dein Leben aus? Schläfst du ausreichend? Bleibt Zeit für Familie, Freunde und dich selbst? Gab oder gibt es belastende Ereignisse? Trinkst du genug Wasser, isst du abwechslungsreich?

3) Gibt es neue Medikamente bzw. Nahrungsergänzungsmittel oder hast du ein anderes Mittel abgesetzt?

4) Hast du die Verhütungsmethode gewechselt?

5) Hast du deine Ernährung radikal verändert, bevor die Symptome begonnen haben? Zum Beispiel kann ein sehr hoher täglicher Sojakonsum eine Steigerung der Hormondosis notwendig machen.

6) Blutdruck messen. Die Blutdruckwerte, die daheim im Verlauf einer Woche gemessen werden, sagen mehr aus als eine einmalige Messung in der Arztpraxis.

7) Ein weiterer häufiger Grund für Müdigkeit, Erschöpfung, fahle Haut und Konzentrationsprobleme können Nährstoffmängel sein. Hier kann ein großes Blutbild Fragen klären. Untersucht werden sollten neben den Schilddrüsenparametern (TSH, fT3, Anti-TPO, TRAK) zumindest auch der Eisenstatus, B12 und Folsäure, Selen und Zink sowie Vitamin D.

8) Oft wird auch eine weitere Sonografie der Schilddrüse notwendig sein, um eventuelle Veränderungen abzuklären.

Neue und wiederentdeckte Therapieoptionen

Neue Therapieoptionen solltest du mit deiner Ärztin besprechen, wenn du trotz längerer Therapie keine zufriedenstellende Besserung der Symptome bemerkst oder die klassische Therapie nicht verträgst:

Tierische Schilddrüsenhormone

Einige Patient:innen, die trotz guter Therapie nicht beschwerdefrei werden, schafften es erst nach der Umstellung auf Hormonextrakte aus der Schweineschilddrüse.

Dies ist die ursprüngliche Form der Therapie von Hashimoto (vor 1970) mit dem klingenden Namen „Nature-Throid" oder „Armour Thyroid", als wir in der Forschung noch nicht so weit waren, Medikamente synthetisch herzustellen. Hier gibt es unterschiedliche Vermutungen, warum dieses Medikament besser wirkt. Ein Theorieansatz geht davon aus, dass dies einfach deshalb der Fall ist, weil es eine natürliche Kombination aus T3 und T4 enthält. Weitere Ansätze verfolgen die Theorie, dass die Schilddrüse noch weitere Hormone produziert, die wir bisher nicht im Detail kennen und die im Extrakt aus der Schweineschilddrüse enthalten sind – im synthetischen Präparat jedoch nicht.

Lass dich vom Namen bitte nicht täuschen. Auch wenn „natürlich" im Namen vorkommt, nimmst du Hormone zu dir, die nicht von deinem Körper produziert wurden. Schweine benötigen eine andere Balance an T3 und T4 als wir Menschen. Folglich kann das Extrakt nie optimal auf unseren Organismus abgestimmt sein. Und „natürlich" heißt in dem Fall auch, dass Hormondosis und Zusammensetzung zwischen den einzelnen Produktzyklen schwanken können. Da wir bei Hormonen in der Dosierung von Mikrogramm sprechen, können kleine Abweichungen große Wellen im System schlagen und unvorhersehbare Laborwerte sowie Symptome hervorbringen.

Die Einnahmeempfehlungen, möglichen Wechselwirkungen und Nebenwirkungen sind gleich wie beim synthetisch produzierten L-Thyroxin. Die Dosisfindung erfolgt ebenfalls unter ärztlicher Kontrolle.

Andere Hersteller, andere Dosierungsform der Medikamente

Des Weiteren wird derzeit intensiv an neuen Verabreichungsformen von Medikamenten geforscht. Eine Variante wäre ein Implantat, das die individuelle Dosis an Levothyroxin so freisetzt, dass keine Tabletteneinnahme mehr notwendig ist.

Bei Schweinen funktioniert dies schon erfolgreich in der Diabetesbehandlung mit einer künstlichen Bauchspeicheldrüse, die komplett implantiert wird, Insulin bedarfsgerecht abgibt und mittels magnetischer Kapseln mit Insulin wieder aufgeladen werden kann. Es wird jedoch einige Jahre dauern, bis diese Geräte so ausgereift sind, dass sie auch bei Menschen zum Einsatz kommen. Wenn diese Technik auch für Schilddrüsenhormone marktreif wird, könnte dies die Lebensqualität und die Therapietreue bei vielen Betroffenen erhöhen, da die tägliche zeitgenaue Medikamenteneinnahme mit dem entsprechenden Essabstand für viele Menschen ein großes Problem darstellt (etwa bei Schichtarbeit).

Operation

Gerade die Autoimmunkrankheit Hashimoto hinterlässt meist eine geschrumpfte und funktionslose Schilddrüse. Darum ist grundsätzlich kein operativer Eingriff notwendig, um überschüssiges, störendes Gewebe zu entfernen, das die Atmung oder das Schlucken behindert.

Mittlerweile wurden jedoch einige Fälle in der Literatur beschrieben, die auch ohne diese Probleme von einer Thyrektomie (= Entfernung der kompletten Schilddrüse) profitieren. Diese Patientensubgruppe leidet trotz guter und stabiler Einstellung mit oraler Hormonersatztherapie, trotz aller Versuche in Kombination mit T3 und natürlichen Hormonen aus der Schweineschilddrüse weiterhin unter starken Beschwerden. Auch sind die Anti-TPO-Werte > 1000 IU/mL erhöht.

Dieser Weg sollte jedoch nicht leichtfertig beschritten werden, da mit der Entfernung der Schilddrüse auch die C-Zellen und die Nebenschilddrüsen entfernt werden und damit zusätzlich zu den Schilddrüsenhormonen auch das Parathormon und Calcitonin nicht mehr körpereigen produziert werden können – sondern lebenslang in Tablettenform eingenommen werden müssen (siehe Aufgaben der Schilddrüse).

Spannende aktuelle Forschung zum Thema

Bisher hatten Ärzt:innen bei Autoimmunerkrankungen oder nach Transplantationen nur die Möglichkeit, das gesamte Immunsystem brutal zu unterdrücken. In der aktuellen Forschung zum Immunsystem und seinen Fehlfunktionen finden sich immer wieder Ansätze, die Potenzial für bessere Therapieoptionen bei Allergien und Autoimmunerkrankungen in der nahen Zukunft bergen. Ein Team um Professor Vinuesa forscht beispielsweise derzeit daran, mittels Neutrin die Bildung von fehlgeleiteten Plasmazellen zu unterdrücken, die schädliche Antikörper produzieren.

Take-Aways: Hashimoto: (Noch) nicht heilbar, aber gut behandelbar

- Finde einen Arzt, der dich und deine Symptome, nicht deinen TSH-Wert therapiert.

- Solltest du nicht zu den Glücklichen gehören, bei denen der Krankheitsverlauf stoppt, wirst du im Verlauf der Krankheit deinem Körper helfen müssen. Du musst die fehlenden Hormone in Tablettenform einnehmen.

- Die Behandlung mit dem Medikament Thyroxin ist anders als bei anderen Erkrankungen. Obwohl du die Ursache der Autoimmunerkrankung nicht beseitigen kannst, kannst du doch die Ursache deiner Symptome therapieren.

- Das WIE, WANN, WO ist bei der Einnahme von Hormonen sehr wichtig für die Wirkung.

- Hormone sind ein sehr fein eingespieltes, aber träges System. Änderst du die Dosis, dauert es 6–8 Wochen, bis du merkst, ob es dir besser geht und bis du die Auswirkungen im Blutbild siehst.

3 Ernährung bei Autoimmunthyreoiditis

Rund um das richtige Essen und Trinken bei Autoimmunerkrankungen gibt es mittlerweile viele Studien, es kursieren aber auch viele Mythen und Halbwahrheiten. Häufig hört man Empfehlungen und Vorschriften wie:

- kein jodiertes Salz verwenden – oder doch mehr salzen?
- glutenfrei essen
- Milchprodukte weglassen
- keine Algen und kein Sushi
- Lektine fördern Entzündungen im Körper
- Soja ist schlecht, darf man nicht mehr essen

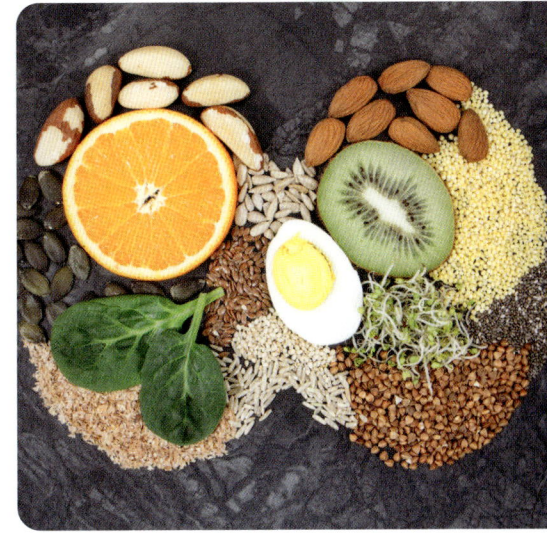

- Kohlenhydrate sind ungesund, aber Vollkorn ist gesund
- Heilfasten hilft dem Immunsystem
- kein rotes Fleisch mehr, am besten gar kein Fleisch
- Süßstoffe töten dein Mikrobiom ab
- Omega-3-Supplemente heilen
- nur mehr biologische Lebensmittel
- Zucker, vor allem Haushaltszucker, ist weißes Gift

In der Ernährungsberatung und auch online treffe ich immer wieder auf Menschen, die Angst davor haben, normal zu essen. Die unsicherer werden, je länger und intensiver sie recherchieren.

Gleich mal vorweg, die Ernährung mit Hashimoto ist nicht so aufwändig, wie einem in Zeitschriften, Büchern und im Internet weisgemacht wird.

Die Diagnose Hashimoto bedeutet nämlich nicht, dass du deinem Körper nicht mehr trauen kannst.

Es bedeutet auch nicht, dass plötzlich einzelne Lebensmittel oder Lebensmittelgruppen giftig für dich und somit verboten sind oder dass du nur noch nach Plan essen darfst!

> **Du darfst alles essen!**
> *Einzige Ausnahme: Wenn du Thyroxin einnimmst, solltest du die Empfehlungen zur Medikamenteneinnahme einhalten (siehe Medikamenteneinnahme). Diese Ernährungsregeln sind wichtig, damit dein Körper die Schilddrüsenhormone ins System aufnehmen kann und du symptomfrei wirst bzw. bleibst!*

Genau wie vor der Diagnose haben die täglichen kleinen Entscheidungen, was wir essen und trinken, Einfluss auf unser Wohlbefinden und auf unsere Gesundheit.

Hashimoto mit Ernährung heilen?

Du hast eine Erkrankung, die dich dein Leben lang begleiten wird. Oft wirst du beschwerdefrei sein und nur durch die täglichen Medikamente an deine Erkrankung erinnert werden.

> *Du kannst deine Autoimmunerkrankung mit Ernährung nicht heilen, aber deine Lebensqualität mit guten Gewohnheiten massiv verbessern!*

Hashimoto ist eine chronische Erkrankung, aber normales Essen und Genießen ist weiterhin möglich.

Entscheidest du dich täglich dafür, Alkohol zu trinken, nur hochverarbeitete Fertiglebensmittel, Fastfood und Süßigkeiten zu essen, spülst du das Ganze vielleicht noch mit Limonaden runter und Wasser, Vollkorn, Nüsse, Salat, Gemüse und Obst sind absolute Exoten in deiner Ernährung – es sei dir versichert, deine Gesundheit ist gefährdet! Das hat aber nichts mit deiner Autoimmunerkrankung zu tun – die Maschine Mensch kann nicht richtig funktionieren, wenn sie ausschließlich mit „minderwertigem Treibstoff" befüllt wird.

Du sorgst mit bewussten Entscheidungen, mit Achtsamkeit auf dein Innenleben und gesunden Gewohnheiten (Essen, Trinken, Bewegung, Schlaf und Stressmanagement) dafür, dass es dir gut geht – trotz Hashimoto.

Welche Lebensmittel und Getränke eine gute Wahl sind, wenn man an Hashimoto erkrankt ist, und wie du es schaffst, Schritt für Schritt nährstoffreichere Ernährungsentscheidungen zu treffen, das erfährst du in diesem Kapitel. Zur Abrundung sind die häufigsten Fragen zur Ernährung kurz und bündig beantwortet, und für den Appetit, der beim Lesen und Schreiben übers Essen entsteht, sind noch einige praktische und nährstoffreiche Rezepte zu finden.

Ernährungs-Basics Hashimoto

Für einen Großteil der speziellen Ernährungsempfehlungen, die in Bezug auf Hashimoto die Runde machen, gibt es leider wenig bis keine handfesten Grundlagen.

Generell ist die Fachwelt noch auf der Suche nach Faktoren, die entweder vor dem Ausbruch von Autoimmunerkrankungen schützen oder im späteren Verlauf die Remission fördern können. Was sich als vielversprechend in der Petrischale oder im Mausmodell zeigt, bringt beim Menschen nicht die gleichen Ergebnisse. Viele plausible Theorien und Ansätze wurden leider durch zahlreiche Studien und Übersichtsarbeiten über den Haufen geworfen. Es gibt nur sehr wenige Empfehlungen, die tatsächlich nachweislich hilfreich sind.

Ja – **Nährstoffdefizite** auffüllen, wenn welche bestehen. Besonderes Augenmerk für die Schilddrüsengesundheit ist auf Selen, Eisen und Zink zu legen.

Ja – Der **Energiebedarf** ist niedriger bei einer Schilddrüsenunterfunktion. Der Grundumsatz kann sogar bis zu 30% niedriger sein als vor der Erkrankung. Dieses Phänomen normalisiert sich wieder, wenn die individuell notwendige Hormondosis gefunden wurde.

Ja – **Jodzufuhr** beachten. Nicht zu viel und nicht zu wenig. Vegetarier:innen und Veganer:innen sollten ein besonderes Augenmerk auf die Lebensmittelauswahl legen, da sie öfter unter einem Mangel leiden. Der Bedarf von 200 µg/Tag lässt sich gut über die Ernährung und die Verwendung von jodiertem Speisesalz abdecken. Als Obergrenze sollten laut EFSA maximal 600 µg Jod pro Tag zugeführt werden. Weitere *INFOS* gibt es hier.

Zu viel Jod kann nämlich im Gegenzug den Verlauf von Hashimoto ungünstig beeinflussen. Darum sollten jodhaltige Nahrungsergänzungsmittel und der regelmäßige Genuss von jodhaltigen Algen vermieden werden.

Jein – **Gluten**. Wenn eine Zöliakie besteht und weiterhin Gluten gegessen wird, scheint dies den Ausbruch von Hashimoto zu begünstigen. Es konnte bisher kein gesundheitlicher Vorteil für Glutenverzicht bei Hashimoto ohne Zöliakie nachgewiesen werden.

Jein – Gemüse der Familie Brassica (Stichwort: **goiteroide Lebensmittel**) wie z. B. Kohl oder Brokkoli sind in normalen Mengen nicht gefährlich. Es besteht ein theoretisches Potenzial dazu, dass sie in großen Mengen (z.B. > 1 kg Kohl pro Tag) die Produktion von Schilddrüsenhormonen negativ beeinflussen und die Kropfbildung fördern könnten. Doch wer von uns isst täglich solche Mengen? Es gibt keine einzige Studie, die empfiehlt, komplett darauf zu verzichten oder Vorteile aus dem Verzicht auf Kohl aufzeigt.

Jein – **Soja** ist auch ein Thema. Die Bedenken gegen Soja stammen allesamt aus Petrischalen- und Tierstudien. Grundsätzlich darf man auch bei Hashimoto Sojaprodukte genießen, wenn man ausreichend Jod in der Nahrung zu sich nimmt. Bedenklich wird die Kombination aus Jodunterversorgung und Sojaüberversorgung. Das könnte das Voranschreiten von Hashimoto bis hin zur Schilddrüsenunterfunktion durchaus begünstigen.

Da diese Therapieempfehlungen nicht sehr aufregend sind, werden noch immer viele Betroffene mit der vagen Empfehlung entlassen: „Nehmen Sie Ihre Medikamente, essen Sie gesund und abwechslungsreich." Was aber ist darunter zu verstehen?

Als gesund gilt eine pflanzenbasierte, abwechslungsreiche Ernährung mit vielen frischen, selbst zubereiteten und wenig hochverarbeiteten Lebensmitteln.

Zusätzlich zur gesunden Ernährung gilt es, Nährstoffmängel zu erkennen, auszugleichen und zu vermeiden. Gerade bei Autoimmuner-

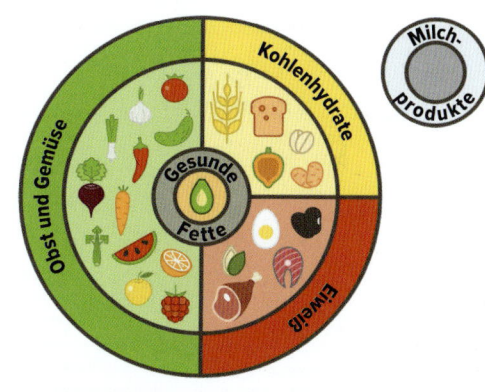

Ausgewogene Ernährung

krankungen finden sich in Blutproben von Betroffenen häufig Mängel, z. B. an Eisen, Jod, Selen, Zink und/oder Vitamin D. Diese Mängel sorgen im Hintergrund dafür, dass die Symptome wie Müdigkeit und Konzentrationsschwierigkeiten einfach nicht verschwinden wollen.

Ein besonderer Fokus für mehr Wohlbefinden und in der Unterstützung unseres Körpers liegt einerseits auf der Förderung der Darmgesundheit (dem Sitz unseres Immunsystems), andererseits darauf, potenziell entzündungsfördernde Lebensmittel zu reduzieren und abwechslungsreiche, naturbelassene und potenziell entzündungshemmende Lebensmittel in den Alltag zu integrieren.

Darmgesundheit, ballaststoffreiche Ernährung und mehr entzündungshemmende Fettsäuren: Einerseits geht es darum, unseren Darm, den Sitz unseres Immunsystems, von Entzündungen zu befreien, und auch durch reichlich ballaststoffhaltige Nahrung die kleinen Darmbewohner, unser Mikrobiom, gut zu versorgen.

Die Fettsäurezusammensetzung der Nahrung entscheidet mit, in welchem Verhältnis unserem Körper die Möglichkeit gegeben wird, Entzündungen zu bekämpfen.

Verarbeitungsgrad von Lebensmitteln: Klingt kompliziert, es geht aber einfach darum, frische biologische Lebensmittel zu kaufen und selbst zuzubereiten, hochverarbeitete Produkte im Alltag zu reduzieren und damit auch weniger potenziell schädigende Pestizide sowie Zusatzstoffe und Hilfsstoffe aus der Lebensmittelverarbeitung mit dem Essen mit aufzunehmen.

Diese ernährungstherapeutischen Ansätze können bei Hashimoto verfolgt werden, idealerweise in Kombination. Im Grunde aber sollte jeder Mensch darauf achten, sich so zu ernähren, um die Lebensqualität zu steigern.

Nährstoffe – Wie viel brauche ich und wie viel enthält meine Nahrung?

Gerade bei Nahrungsergänzungsmitteln wird gerne selbst experimentiert. Warum auch nicht, man bekommt alles frei verkäuflich im Supermarkt, über Apotheken und im Internet. Also kann es gar nicht gefährlich sein, oder? Leider doch: Überdosierung ist mit diesen Präparaten möglich und kann dir schaden!

Die Empfehlungen betreffend Zufuhr sind nach Alter und Geschlecht unterschiedlich, daher ist es sinnvoll, sich sein eigenes Empfehlungsprofil als PDF zusammenzustellen. Dies geht sehr unkompliziert über das *REFERENZWERTE-TOOL DER DGE*.

Ich möchte hier einen Wegweiser durch den Dschungel der Ernährungsinformationen im Internet anbieten und Werkzeuge für die Selbsthilfe an die Hand geben. So kannst du rasch und unkompliziert Blogartikel auf ihren Wahrheitsgehalt kontrollieren und die Inhalts- und Dosierungsangaben von Nahrungsergänzungsmitteln überdenken, bevor du viel Geld dafür ausgibst.

Über die Seite der Deutschen Gesellschaft für Ernährung erhältst du aktuell und gratis Zugang und Antworten auf sehr viele Fragen. Du startest bei den Referenzwerten und suchst auf der Website den Nährstoff aus, über den du mehr wissen möchtest. Die aktuelle Version der Fragen und Antworten rund um den ausgewählten Nährstoff kannst du online lesen oder als PDF gratis herunterladen.

Diese Werte sind nicht in Stein gemeißelt. Die Berechnung ist so ausgelegt, dass 98 % aller gesunden Durchschnittsmenschen mit dieser Menge gut versorgt sind. Menschen, die einen Mehrbedarf haben oder ein höheres Risiko, in ein Nährstoffdefizit zu kommen, benötigen oftmals eine höhere Menge.

Der Wert der Obergrenze kann über Lebensmittel sehr schwer erreicht werden. Durch Nahrungsergänzungsmittel wird dieser obere Grenzwert in Kombination und auch in Einzelpräparaten in der Praxis regelmäßig überschritten, was bei langfristiger Anwendung gesundheitliche Schäden nach sich ziehen kann!

Welche Nährstoffe stecken in meinem Essen?

Die beste Möglichkeit, sich gut zu versorgen, ist, bunt und abwechslungsreich zu essen!

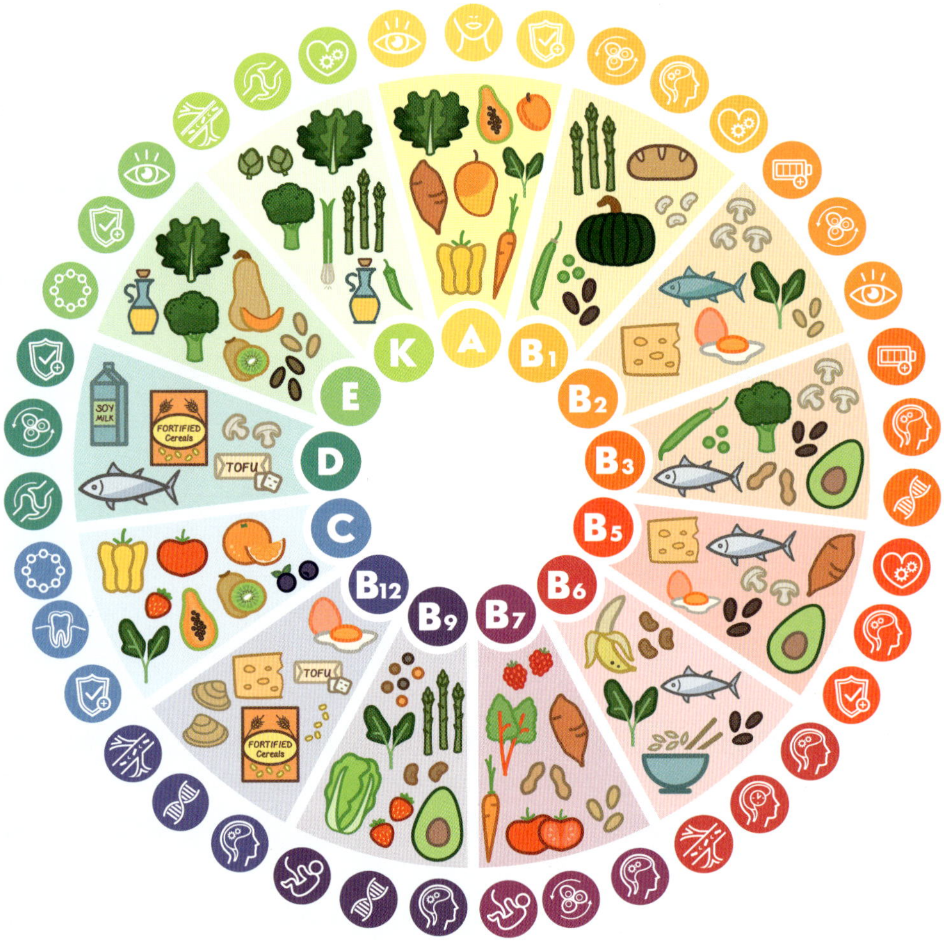

Nährstoffmangel vermeiden: Iss bunt und abwechslungsreich

Eine gute, unabhängige Quelle, um herauszufinden, was in deinen Lebensmitteln steckt, findest du in dieser *NÄHRWERTSUCHE*. Du kannst hier bis zu acht Nährwerte auswählen und dir die Lebensmittelanalyse dazu heraussuchen.

Fünf ausgewählte Nährstoffe, die du bei Hashimoto im Auge behalten solltest

Jod

> Die empfohlene Zufuhr liegt bei ca. 200 µg/Tag.[1]

Jod ist in Bezug auf Hashimoto ein zweischneidiges Schwert. Zu viel Jod fördert das Entzündungsgeschehen in der Schilddrüse. Ist dagegen zu wenig Jod vorhanden, fehlt der Schilddrüse das Baumaterial für die Schilddrüsenhormone. Jodmangel war früher der häufigste Grund für eine Schilddrüsenunterfunktion.

In den meisten Binnenländern litten die Menschen früher an Jodmangel. Die Schilddrüse versuchte diesen Mangel auszugleichen und trotzdem ausreichend Hormone zu produzieren, sie wuchs und wuchs, eine sogenannte Struma bzw. ein Kropf bildete sich aus. Die gesundheitlichen Auswirkungen: Fehl- und Frühgeburten waren häufiger, Totgeburten, Entwicklungsstörungen (körperlich und geistig) noch sehr häufig. Die Probleme verschwanden zunehmend, nachdem per Gesetz damit begonnen wurde, das Speisesalz mit Jod anzureichern. Dafür nahmen die Fälle von Autoimmunerkrankungen zu.

Ein Jodüberschuss durch Überdosierung mit Supplementen kann neben einem Selenmangel auch zum Ausbruch sowie zur Verschlimmerung der Symptome bei Hashimoto führen.

Daher liegt bei Jod die Wahrheit tatsächlich irgendwo dazwischen.

Lebensmittel, die besonders viel Jod liefern: Fertigprodukte (die mit jodiertem Speisesalz zubereitet wurden), Fisch und Meerestiere, Algen und Seetang, Feta, Mascarpone und Mozzarella, aber auch getrocknete Pilze, jodiertes Speisesalz und jodreiche Mineralwässer.

Diagnosemöglichkeit: über den Urin

---

1 Für alle folgenden Nährstoffe gilt: Die Referenzwerte betreffen Frauen zwischen 25 und 50 Jahren. Für Männer und Heranwachsende gelten andere Zahlen. Individuelle Werte lassen sich mit dem DGE-Tool (siehe S. 67) errechnen.

Eisen

Die empfohlene Zufuhr liegt bei ca. 15 mg/Tag. (Wenn weder Menstruation noch Schwangerschaft oder Stillzeit zutreffen, bei 10 mg/Tag.)

Die Symptome einer Schilddrüsenunterfunktion überschneiden sich teilweise mit denen eines Eisenmangels. Ohne ausreichend Eisen wird nicht genug Sauerstoff in alle Zellen transportiert und unsere Kraftwerke (Mitochondrien) können nicht genug Energie produzieren. Die Folgen sind chronische Müdigkeit, Konzentrationsschwierigkeiten und ein generelles schlappes Lebensgefühl. Kalte Hände und Füße können ein Thema sein, und der Haarwuchs kann zu wünschen übriglassen.

Durch die monatliche Regelblutung mit dem erhöhten Eisenverlust sind Frauen häufiger von Eisenmangel betroffen als Männer. Kommt dazu noch die Autoimmunerkrankung Hashimoto, kann dies einerseits zu stärkeren Regelblutungen führen (mehr Eisenverlust) und andererseits auch dazu, dass durch eine verminderte Magensäureproduktion (eventuell sogar eine chronische Autoimmungastritis) und Irritationen sowie Entzündungen im Verdauungstrakt (bis hin zur Zöliakie) weniger Eisen aufgenommen wird. Die Speicher leeren sich Monat für Monat, je nach persönlicher Situation kann der Bedarf nicht mehr komplett über die Ernährung gedeckt werden.

Daher ein Tipp: Die Eisenwerte und der Zustand der roten Blutkörperchen lassen sich leicht im Labor erheben. Sollte trotz guter Einstellung mit Schilddrüsenmedikamenten die Müdigkeit nicht verschwinden, könnte ein Eisenmangel dahinterstecken!

Mit Eisen kann man sich auch „überladen", wenn zu viele eisenhaltige Nahrungsergänzungsmittel oder gar Infusionen auch noch mit einem fleischlastigen Lebensstil kombiniert werden. Eisen sollte nur unter ärztlicher Betreuung substituiert und der Erfolg der Therapie im Anschluss kontrolliert werden.

Da bei einem ausgeprägten Eisenmangel nicht nur der akute Mangel beseitigt werden sollte, sondern auch die Speicher wieder aufgefüllt werden müssen, ist es meistens sinnvoll, die Therapie ein halbes bis ein Jahr lang durchzuführen.

Eisentabletten verursachen allerdings oft Verdauungsbeschwerden. Bis zu einem Viertel der Patient:innen berichten über Bauchschmerzen, Übelkeit bis hin zu Erbrechen und klagen über Verstopfung. Es gibt unterschiedliche Präparate, hier kann ein Wechsel Abhilfe schaffen. Auch wird eine niedrigere Dosierung weitaus besser vertragen, selbst mit nur 15–40 mg täglich (die sehr gut vertragen werden) lässt sich mit ausreichend Zeit ein Eisenmangel beheben.

Werden die oralen Präparate weder flüssig noch niedrig dosiert wirklich vertragen, besteht die Möglichkeit, den Eisenmangel über Infusionen zu beseitigen. Hier kommt es mit den neuen Präparaten viel seltener zu schweren allergischen Reaktionen.

Lebensmittel, die besonders viel Eisen liefern:

- Tierische Produkte liefern Häm-Eisen (zweiwertiges Eisen), das vom Körper besser aufgenommen werden kann. Häm ist der Farbstoff, daher enthält dunkleres Fleisch mehr Eisen. Neben Rind, Schweinefleisch und Geflügel liefern auch Wild, fetter Fisch und Eier gut verwertbares Häm-Eisen.
- Pflanzliche Produkte enthalten Nicht-Häm-Eisen (dreiwertiges Eisen), das eine geringe Bioverfügbarkeit hat: Vollkornprodukte, Haferflocken, Weizenkleie, Hülsenfrüchte, aber auch in kleinen Mengen Mangold und Kohl, Kartoffeln, rote Bete und Schwarzwurzeln.

Die Aufnahme von Eisen wird verbessert, wenn Vitamin C und auch fruchtsäurereiche Obstsorten mit eisenreichen Lebensmitteln kombiniert werden. Ein hoher Kaffee- und/oder Teekonsum verschlechtert die Verfügbarkeit von Eisen aus der Nahrung, das kann besonders bei Vegetarier:innen einen Mangel begünstigen.

Diagnosemöglichkeit: Im Blutserum werden die Werte für Ferritin (Speichereisen), Transferrin und Transferrinsättigung, CRP, Hämoglobin, Erythrozyten und B12 bestimmt, um festzustellen, ob ein Mangel bzw. eine Eisenmangel-Anämie vorliegt.

Vitamin D, Calciferole

> Der Bedarf liegt bei 20 µg/Tag.

Einige Organe sind daran beteiligt, ausreichende Mengen an Vitamin D herzustellen. Zuerst braucht der Körper ausreichend Cholesterin, aus diesem produzieren gesunde Leber- und Darmschleimhautzellen die Vorstufe Provitamin D3. Dieses gelangt in die Haut. Unter Einwirkung von Sonnenlicht und Körperwärme kommt es schlussendlich zu Vitamin D3 (Cholecalciferol).

Vitamin D stimuliert u. a. unser Immunsystem. Häufig leiden Menschen mit Autoimmunerkrankungen auch an einem Vitamin-D-Mangel. Wir wissen nicht, ob zuerst der Vitaminmangel da war oder erst das Immunsystem verrückt gespielt hat.

Gerade in den Breitengraden, in denen Deutschland, die Schweiz und Österreich liegen, ist die Sonneneinstrahlung in den Wintermonaten nicht hoch genug, um eine ausreichende Vitamin-D-Versorgung zu gewährleisten. Bezüglich des aktuellen Vitamin-D-Status wie auch der regelmäßigen Substitution sprich auf jeden Fall mit deinem Arzt:deiner Ärztin. Zu viel Vitamin D, als Supplement eingenommen, kann toxisch wirken!

Lebensmittel, die besonders viel Vitamin D3 liefern: Tierische Produkte (Fleisch, Leber, Meeresfische, Milchprodukte und Eier) können einen Teil der Versorgung decken. Für Vegetarier:innen bleiben eigentlich nur Pilze als relevante Quelle für Vitamin D aus der Nahrung.

Diagnosemöglichkeit: Blutserum

> Nur 10–20 % des Bedarfs können über die Nahrung abgedeckt werden! Für den Rest ist es notwendig, sich ins Freie zu begeben und zumindest täglich 10–20 Minuten die Sonnenstrahlen zu genießen (wie lange, darüber herrscht Uneinigkeit, es hängt auch von der Jahreszeit und der Witterung ab).

Der Bedarf liegt bei ca. 60 µg/Tag.

Selen wird im Zusammenhang mit Hashimoto häufig als Wunderwaffe angepriesen, da es essenziell wichtig für die Enzyme ist, die an der Aktivierung von Schilddrüsenhormonen beteiligt sind. Eine der wichtigsten Aufgaben ist es, aktives T4 in aktives, stoffwechselwirksames T3 umzuwandeln. Bei einem Selenmangel ist der Ruf als Wunderwaffe also absolut gerechtfertigt.

Leider bringen die Nahrungsergänzungsmittel in keiner der bisherigen Studien Ergebnisse, die eine routinemäßige Verschreibung von Selen (ohne Mangel) stützen würden.

Der aktuelle Stand ist derzeit, den Selenspiegel eher im oberen Drittel zu halten. Sollten die Werte darunter liegen, kann durchaus nach ärztlicher Absprache eine Selensupplementationskur (d. h. mindestens über 6 Wochen hinweg) eingeleitet werden. Mehrere kleinere Studien zeigen hierbei eine Reduktion der Schilddrüsenantikörper im Blut. Die ärztliche Unterstützung ist u. a. notwendig, damit hochwertige Produkte verwendet werden. Eventuell gibt es auch Zuschüsse für diverse Therapien von der Krankenkasse. Bei Selen-Einnahme ohne ärztliche Begleitung ist Vorsicht geboten, denn es gibt Hinweise darauf, dass ein zu hoher Selenspiegel im Blut dein Krebsrisiko erhöhen kann.

Lebensmittel, die besonders viel Selen liefern: Fisch (Thunfisch), Fleisch (Rindfleisch), Leber, Nüsse, Samen und Hühnerei

Diagnosemöglichkeit: Blutserum

Zink

> Der Bedarf liegt bei 7 mg/Tag, bei phytatreicher Nahrung sind es 10 mg/Tag.

Zink gehört ebenfalls zu den essenziellen Spurenelementen, die der menschliche Organismus selbst nicht herstellen kann. Zink wird für Wundsalben verwendet, da es die Wundheilung unterstützt. Es schützt unsere Zellen direkt und indirekt vor freien Radikalen und beugt so auch Arteriosklerose vor. Eine gute Zinkversorgung fördert schöne Haut, kräftige glänzende Haare und gesunde Nägel. Hier wird Zink gerade deshalb angeführt, da es sowohl für die Schilddrüsenhormone als auch für die Geschlechtshormone sehr wichtig ist und sich ein Mangel negativ auf die Symptomatik bei Hashimoto auswirken kann.

Zinkmangel steht im Verdacht, ein Trigger für die Autoimmunreaktion gegen das Schilddrüsengewebe zu sein.

Lebensmittel, die besonders viel Zink liefern: Rind- und Schweinefleisch, Milch und Käse sowie Eier. Neben Weizen- und Roggenkeimlingen sind noch Cashew- und Pekannüsse sehr zinkreich.

Diagnosemöglichkeit: Ernährungsprotokoll (Zufuhrmenge)

Was ist eine darmgesunde Lebensweise?

80 % unserer Immunabwehr sitzen im Darm. Unser Darm wird von unzähligen kleinen Helferlein (Bakterien und Mikroorganismen) besiedelt – unserem Darm-Mikrobiom. Diese Bewohner arbeiten maßgeblich daran mit, uns gesund zu erhalten. Schließlich hängt ihr eigenes Fortbestehen von unserem Überleben ab. Sie benötigen gute Lebensbedingungen, um sich in uns schon gleich nach der Geburt anzusiedeln und sesshaft zu werden. Im Laufe der menschlichen Entwicklungsgeschichte hat sich eine harmonische Zweckgemeinschaft gebildet.

Die Darmbewohner verarbeiten für uns Unverdauliches, die sogenannten Ballaststoffe, weiter. Daraus können wir selbst etwas Energie gewinnen, noch wichtiger sind aber die dabei entstehenden sogenannten kurzkettigen Fettsäuren, allen voran Butyrat, die Leibspeise unserer Darmschleimhautzellen. Mit diesem Powerfood stärken wir unsere wichtigste Verteidigungslinie im Körper. Die Darmschleimhautzellen schließen eng auf, d. h. sie lassen nichts durch, das uns schadet. Gesund und voll einsatzfähig, sind sie zugleich in der Lage, emsig alle Nährstoffe aus dem Nahrungsbrei aufzusaugen und in unsere Blutbahnen weiterzuleiten. Ein geniales System, wenn es funktioniert.

Sind die Darmschleimhautzellen entzündet, dann läuft nichts mehr, wie es soll. Die Reihen der Schleimhautzellen lichten sich und halten nicht mehr so verlässlich dicht. Sowohl Nahrungsbestandteile als auch Bakterien und Viren können aus dem Darm ausbrechen und uns das Leben schwer machen.

Damit Entzündungen im Darm im Keim erstickt werden können, benötigen unsere „guten" Darmbakterien artgerechtes Futter, d. h. reichlich Ballaststoffe aus pflanzlichen Lebensmitteln. 30 g pro Tag lautet die generelle Empfehlung für Erwachsene. Sehr viel deutet jedoch darauf hin, dass die optimale Menge für uns Menschen weit darüber liegt, und zwar zwischen 50 und 100 g pro Tag! Durchschnittlich kann man anhand aktueller Zahlen davon ausgehen, dass wir mit unserer modernen Ernährung eher nur 20 g Ballaststoffe am Tag essen, viel zu wenig also.

Enthalten wir unseren Darmbakterien nun wertvolle Ballaststoffe vor und essen dafür große Mengen an hochverarbeiteten und entzündungsfördernden Lebensmitteln inkl. Zusatzstoffen, dann werden wertvolle Bakterienarten weniger und schädliche vermehren sich dafür rasend schnell. Durch einen ausgeklügelten Mechanismus (Darm-Hirn-Achse) schüren die „unerwünschten Bakterien" das Chaos im Darm noch weiter, sie können uns u. a. dazu animieren, mehr Heißhunger auf Zucker zu haben.

Ist das Mikrobiom empfindlich gestört, begünstigt dies neben Verdauungsbeschwerden und Entzündungen der Darmschleimhaut auch weitere Erkrankungen im ganzen Körper, da die Immunzentrale im Darm nicht mehr fehlerfrei arbeiten kann.

Mit einem gestörten Mikrobiom sind folgende Erkrankungen assoziiert: Asthma, Neurodermitis, Reizdarm, Morbus Crohn und Colitis ulcerosa, die nicht alkoholische Fettleber, Alzheimer und multiple Sklerose. Aber auch die Neigung zu Übergewicht bis hin zur Adipositas wird begünstigt, und die Insulinresistenz nimmt zu bis hin zum Vollbild des Diabetes.

Was schädigt und was fördert unsere Darmgemeinschaft?

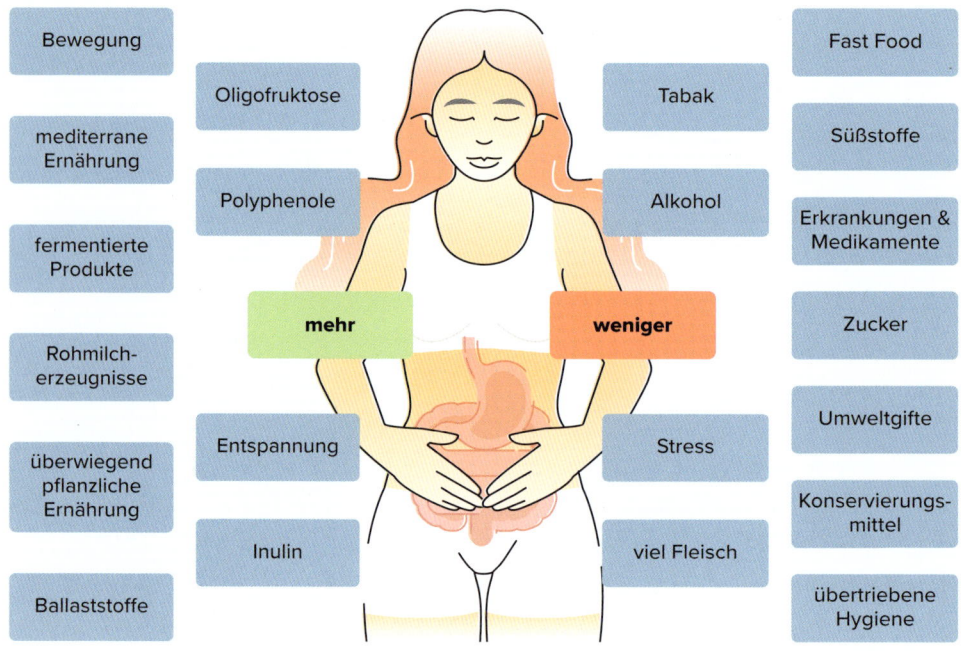

Förderliche (mehr) und schädigende (weniger) Einflüsse auf das Darmmikrobiom

Ballaststoffe in der Ernährung: Futter für die Darmbakterien und Entzündungshemmer Nr. 1

Ballaststoffe sind ein wertvoller – jedoch oft vernachlässigter – Bestandteil unserer Nahrung, von der uns täglich mehr guttun würde. Sie gehören zur Gruppe der (un)verdaulichen Kohlenhydrate und stecken größtenteils in pflanzlicher Nahrung. Aber auch Milch enthält einen geringen Anteil an Ballaststoffen, die sogenannte Lactulose.

Ballaststoffe in der Ernährung sind wichtig für eine normale Funktionsweise des Darms, sie beugen Verstopfung vor und sorgen dafür, dass dein Stuhl schön geformt und weich ist. Zudem wirken sie sich bei ernährungsbedingten Erkrankungen (wie Diabetes mellitus oder erhöhtem Cholesterinspiegel) positiv aus, beugen Divertikeln und Hämorrhoiden vor, senken das Darmkrebsrisiko und – besonders hervorzuheben: Ballaststoffe ernähren unsere Darmbakterien und helfen gemeinsam mit diesen dabei, unsere Darmschleimhaut gesund zu erhalten.

Welche Ballaststoffe gibt es?

Lösliche Ballaststoffe (Quellstoffe): Du findest sie vor allem in Gemüse und Obst. Lösliche Ballaststoffe können eine Menge Wasser binden. Es entsteht dabei eine Win-win-Situation: Die Bakterien haben Nahrung, dein Stuhl wird weicher, die Darmentleerung regelmäßiger.

Enthalten in: Leinsamen, Flohsamen, Artischocken, Knoblauch und Äpfeln.

Unlösliche Ballaststoffe (Füllstoffe): Große Mengen kommen in Getreide und Hülsenfrüchten vor. Sie regen die Darmbewegung an und sorgen für mehr Stuhlvolumen, werden vom Körper aber nicht abgebaut. Stattdessen können sie giftige Stoffe aufnehmen und abtransportieren.

Enthalten sind sie etwa in Weizen, Roggen, Gerste, Salaten und Pilzen.

Resistente Stärke: Resistente Stärke verhält sich wie lösliche Ballaststoffe. Sie wird erst im Dickdarm von den dort angesiedelten Darmbakterien umgewandelt (fermentiert). Sie kommt in geschroteten Getreiden und groben Vollkornmehlen sowie in Samen und Hülsenfrüchten vor. Durch die heute feinen Mahlverfahren sowie die weitere Zubereitung, besonders durch Erhitzen, wird sie jedoch verändert und für uns verdaulich. Damit verliert sie ihre eigentliche Wirkung.

Wir können uns aber mit einem kleinen Trick behelfen, um mehr davon bis zu unseren Darmbakterien zu bringen. Dazu bereits gekochte stärkehaltige Lebensmittel wie Kartoffeln, Teigwaren oder Reis vor dem Essen über Nacht abkühlen lassen und erst am nächsten Tag weiterverarbeiten und essen.

Kurzkettige Fettsäuren

Dabei handelt es sich um die Abbauprodukte, die im Dickdarm entstehen, wenn deine Darmbakterien (allen voran der fleißigste Produzent von kurzkettigen Fettsäuren, Faecalibacterium prausnitzii) die löslichen Ballaststoffe abbauen. Namentlich entstehen dabei Essigsäure (Azetat), Propionsäure (Propionat) und Buttersäure (Butyrat).

Vor allem Butyrat dient als Hauptnahrungsquelle für unsere Darmzellen (Epithelzellen) und trägt dazu bei, unsere Darmschleimhaut gesund und entzündungsfrei zu halten. Einige Studien zeigen, dass der cholesterinsenkende Effekt und die kurzkettigen Fettsäuren sich auch positiv auf das Herz-Kreislauf-System auswirken und das Risiko einer koronaren Herzkrankheit reduzieren.

Des Weiteren sorgt sie dafür, dass die Verbindungen zwischen unseren Darmzellen (die „tight junctions") ihre Pförtnerfunktion gut ausführen können und nur jenen Teil unseres Darminhalts durchlassen, der auch durch soll. Sind diese Pförtner durch Entzündungen wie bei CED-Erkrankungen (Morbus Crohn, Colitis ulcerosa) nicht voll einsatzfähig, wird dies oftmals als Leaky Gut bezeichnet. Auch falsche und schädliche Bestandteile unseres Darminhalts, selbst Darmbakterien, können durch die tight junctions schlüpfen und damit das Entzündungsgeschehen in der Darmschleimhaut weiter anfachen.

Je mehr faser- und ballaststoffreiche Kost wir also essen, desto mehr kurzkettige Fettsäuren entstehen in unserem Darm, was unserer Gesundheit wiederum guttut.

TIPP: Nicht alle Menschen vertragen Ballaststoffe gleich gut. Gerade bei Reizdarm kann es nötig sein, die Ernährung individuell anzupassen. Es gibt auch Krankheitsphasen, in denen zur Darmentlastung sehr ballaststoffarm gegessen werden muss!

Können wir über die Ernährung das Entzündungsgeschehen im Körper beeinflussen?

Antientzündliche Ernährung ist eine Ernährungsweise, die alles, was uns Menschen guttut, mit gewisser Regelmäßigkeit und Abwechslung kombiniert.

Neben den vielgepriesenen Ballaststoffen, die ein wichtiger immunmodulierender und antientzündlicher Faktor sind, sollten auch noch die Fettzufuhr bzw. die Art der zugeführten Fette sowie die Zusatzstoffe unter die Lupe genommen werden. Gerade Fischölfettsäuren (Omega-3-Fettsäuren) gelten als entzündungshemmend.

Nicht jeder Mensch reagiert auf jeden äußeren Reiz gleich. Einige neigen dazu, auf z. B. Neu5Gc-glycan im roten Fleisch chronische Entzündungen zu entwickeln, andere haben damit kein Problem. Doch selbst bei Menschen, denen dieser Speicherzucker im roten Fleisch nichts ausmacht, kann der übermäßige Konsum von ungesättigten Fettsäuren durch Fleisch- bzw. Wurstprodukte die Blutfettwerte ansteigen lassen, was wiederum Entzündungen und das Risiko für Herz-Kreislauf-Erkrankungen erhöhen kann. Neben den Fetten steht das Nitrit in verarbeiteten Fleischprodukten wie Speck, Wurst, Salami und Schinken, aber auch in geräuchertem Fleisch und Fisch sowohl im begründeten Verdacht, Krebs zu fördern, als auch Entzündungen im Darm und im ganzen Körper zu begünstigen.

Einige Ideen zur Ernährung beruhen zwar nur auf Vermutungen über deren schützende und entzündungshemmende Wirkung. Dem gegenüber steht jedoch die Gewissheit, dass mit diesen Ernährungsempfehlungen nichts schiefgehen kann. Daher empfehle ich, Folgendes regelmäßig (roh wie auch gekocht) zu genießen:

- Gemüse, Salat, Pilze, Kräuter und Obst
- Hülsenfrüchte
- Getreideprodukte
- Samen und Pseudogetreide

- Nüsse
- Lebensmittel, die pestizidfrei und nährstoffreich sind
  (bio, regional und saisonal bevorzugen)
- fermentierte Milchprodukte
- Omega-3-reichen Fisch aus nachhaltigem Fischfang oder -zucht
  (vegetarische und vegane Alternativen wie Algenöl gibt es mittlerweile
  ebenfalls auf dem Markt!)

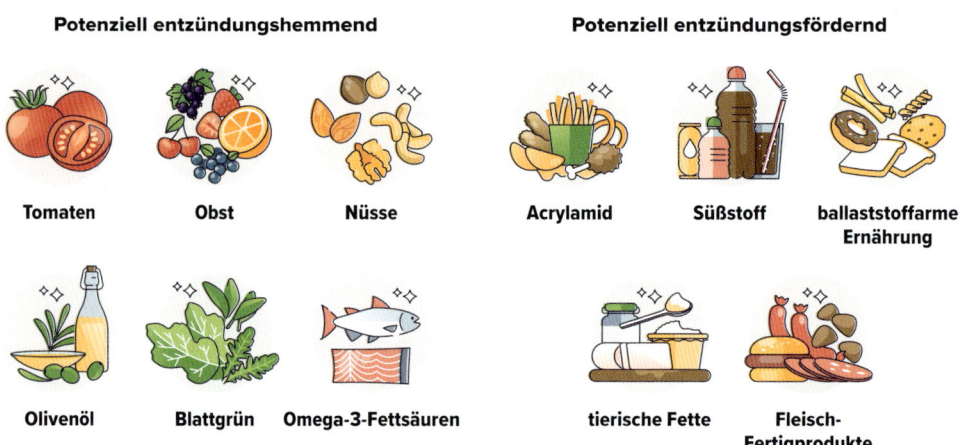

Potenziell entzündungshemmend   **Potenziell entzündungsfördernd**

Tomaten — Obst — Nüsse — Acrylamid — Süßstoff — ballaststoffarme Ernährung

Olivenöl — Blattgrün — Omega-3-Fettsäuren — tierische Fette — Fleisch-Fertigprodukte

Eine potenziell entzündungshemmende Ernährung kann ihre Wirkung nur dann entfalten, wenn sie auch mit einer entzündungshemmenden Lebensweise kombiniert wird (mehr zu Bewegung, Schlaf und Stressreduktion in Kapitel 4).

Es geht bei der Ernährung nicht darum, perfekt zu sein. Viel gesünder ist es, auch mal zu genießen und Mahlzeiten und Lebensmitteln Platz zu lassen, die in der Kategorie „Iss weniger davon" zu finden sind. Es kommt im Leben auf das große Ganze an, auf die Kombination aller Faktoren.

Hashimoto-Ernährung: Essen und Trinken in der Praxis

Es gibt keine spezielle Ernährungszusammensetzung, die Autoimmunerkrankungen heilen kann. Aus unterschiedlichsten Studien zum Darmmikrobiom, zur Vorbeugung von Herz-Kreislauf-Erkrankungen, zur Verbesserung bei Depressionen, zur Ernährung bei chronisch entzündlichen Darmerkrankungen wie auch allgemein zur gesunden Ernährung in allen Lebenslagen lassen sich jedoch Empfehlungen ableiten. Die Ernährungsempfehlungen in diesem Buch sind somit frei von unerwünschten Nebenwirkungen und voller Nährstoffpower!

Wir beißen nicht in eine Hülle aus Pektin, sondern in einen ungeschälten, knackigen und saftigen Apfel. Zu Mittag bestellen wir keine Omega-3-Brötchen, sondern ein Vollkornbrot mit Frischkäse und Lachstartar. Kurzum – wir essen Essen, nicht bloß Vitamine, Makro- und Mikronährstoffe.

Daher hier die Übersetzung in Lebensmittel. Wovon sollte mehr auf dem Teller landen? Wovon weniger? Und gibt es Lebensmittel, die nur ganz selten genossen werden sollten?

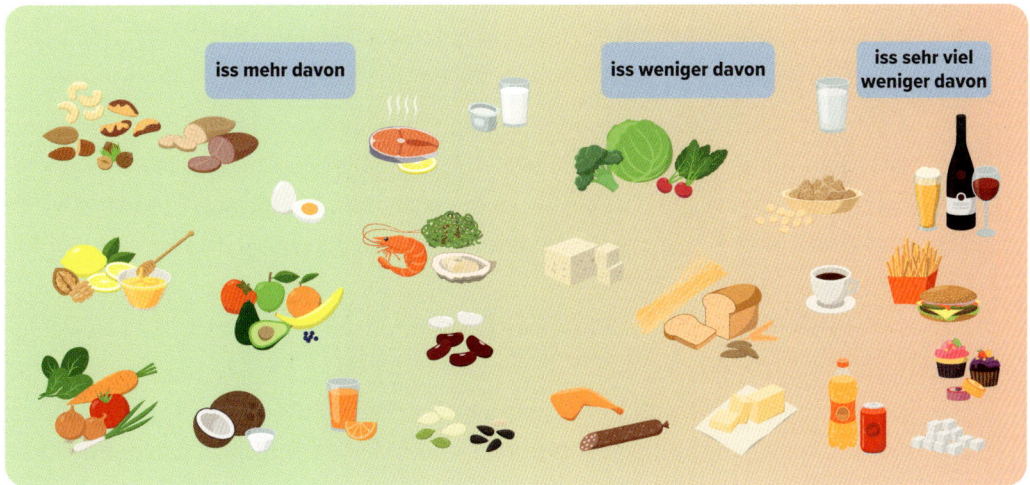

Lebensmittel: mehr, weniger oder nur selten

Bei diesen Ernährungsempfehlungen handelt es sich nicht um eine kurzfristige Diät, sondern um eine Umstellung, welche ein Leben lang beibehalten werden sollte.

Iss und trink mehr …

Gemüse, Salat, Hülsenfrüchte, Pilze, Kräuter und Obst

Nahrung auf pflanzlicher Basis versorgt dich mit wertvollen Ballaststoffen, Vitaminen, Mineralstoffen und Spurenelementen. Genieße die Schätze unserer Natur täglich, roh und gekocht, und iss bunt und abwechslungsreich.

TIPP: Die enthaltenen Phytosterole (sekundäre Pflanzenstoffe) wirken dem Entzündungsgeschehen im Körper entgegen, besänftigen dein Immunsystem und helfen deinem Körper, freie Radikale (oxidativen Stress) zu bekämpfen. Das kann sich bereits nach ein paar Monaten auch in der Reduktion deiner Antikörper bei deinen Laborwerten widerspiegeln.

Samen und Nüsse

Kleine nährstoffbepackte Energiehappen, die in keinem Ernährungsplan fehlen sollten. Unterschiedliche Sorten sind ideal, da du durch die Abwechslung eine prima Mischung an Mineralstoffen wie Magnesium, Kalzium, Zink, Eisen und Selen sowie an Ballaststoffen, B-Vitaminen und wertvollen Fettsäuren zu dir nimmst.

TIPP: Um Schilddrüsenhormone herstellen zu können, benötigst du Jod und die Aminosäure Tyrosin aus deiner Nahrung. Bei einer ausgewogenen gesunden Ernährung nimmst du beides in ausreichender Menge auf. Besonders reich an Tyrosin sind Sesamsamen, Mandeln und Kürbiskerne.

Entzündungshemmende Fettsäuren – Fisch und (Pflanzen-)Fette in der Ernährung

Iss regelmäßig Fisch und Meeresfrüchte, wenn sie dir schmecken. Sie liefern dir wertvolle Omega-3-Fettsäuren (vor allem die entzündungshemmende Eicosapentaensäure, EPA).

Sprich mit deiner Ärztin oder deinem Apotheker bezüglich einer Überprüfung deiner Fettsäureversorgung. Du kannst hier auch über Nahrungsergänzungsmittel viel bewirken, beispielsweise mit veganen/vegetarischen Supplementen aus Algen. Diese Präparate enthalten normalerweise wenig bis kein Jod.

Wasser ist Leben

Achte darauf, dass du deinen Körper für die volle Leistungsfähigkeit und für dein Wohlbefinden ausreichend und regelmäßig mit Flüssigkeit versorgst. Trink, wenn du durstig bist.

Wenn du beginnst, ballaststoffreicher zu essen, wirst du bemerken, dass du mehr Flüssigkeit benötigst. Du merkst an deiner Urinfarbe – sie sollte hellgelb sein –, ob du gut auf deine Körpersignale gehört hast.

Kalziumreiche Lebensmittel

Auch deine Knochendichte kann durch deine Schilddrüsenfunktionsstörung negativ beeinflusst werden. Darum ist es besonders wichtig, ausreichend Kalzium über die Nahrung aufzunehmen. Greife deshalb öfters zu Milch, Joghurt und Käse, aber auch Mandeln, Grünkohl und kalziumreichen Mineralwassersorten.

TIPP: Kleine Sardinen – mit Gräten gegessen – füllen deine Kalziumspeicher ideal auf, besser sogar als Milchprodukte.

VERGISS NICHT: Achte bei kalziumreichen Lebensmitteln auf den Abstand zur Thyroxin-Einnahme, damit das Medikament gut vom Körper aufgenommen werden kann.

Vollkorn

Du musst nicht ständig Vollkornprodukte essen. Du kannst ohne Sorge auch bei Nudeln aus Hartweizengrieß zugreifen. Die Abwechslung macht's! Probier die Vollkornvarianten bei Mehl, Gebäck und Teigwaren. Du wirst überrascht sein von der Vielfalt und findest sicher Lebensmittel, die du in deinen Alltag integrieren kannst. Wusstest du, dass z.B. Getreideflocken aus dem ganzen

Getreidekorn gepresst werden, also immer Vollkorn sind? Lass dich *HIER* inspirieren, was du alles aus Getreide essen kannst.

Warum? Produkte aus dem ganzen Getreidekorn (= Vollkorn) liefern dir sowohl zusätzliche Ballaststoffe als auch reichlich Selen, Eisen und Zink.

Iss und trink weniger …

Tierische Lebensmittel

Bei Fleisch und Eiern gilt dasselbe wie für Gesunde: In moderaten Mengen ist der Konsum in Ordnung und bringt Nährstoffe (u. a. Zink, Eisen, Vitamin B12 und Selen) und gut verwertbares Eiweiß. Nachteilig wirkt sich die Fettsäure Arachidon aus, diese kann Entzündungen im Körper fördern, und ihr Anteil ist in der modernen Ernährung meist zu hoch (siehe Ernährungs-FAQ).

TIPP: Vegetarisch und vegan ist auch bei Hashimoto möglich. Du musst keine tierischen Produkte essen, um dich gut zu versorgen, wenn du deine Lebensmittel bewusst und klug kombinierst!

Süßigkeiten, industrieller Zucker und Honig

Reduziere Zucker – zumindest nach den Zucker-Richtlinien der WHO aus 2015: Demnach solltest du als Erwachsener maximal 25 g oder umgerechnet 6 Teelöffel zugesetzten Zucker pro Tag essen. Dazu zählen strenggenommen Süßigkeiten, Zucker, zugesetzter Zucker in Lebensmitteln, Sirup, Fruchtsäfte, Honig, Marmeladen, die mit Zucker konserviert wurden, und kandierte Früchte. Damit soll Übergewicht und Erkrankungen vorgebeugt werden. Zucker in Lebensmitteln wie der Fruchtzucker im ganzen Obst und Gemüse und die Laktose in Milchprodukten sind hier nicht gemeint!

Gerade wenn du dich selbst sehr beim Essen einschränkst, kann es sein, dass du immer wieder Heißhungerattacken bekommst und dich mit allem überisst, was du dir sonst im Alltag verbietest. Wenn du dich in diesen Zeilen wiederfindest, empfehle ich dir den *PODCAST „ISS DOCH, WAS DU WILLST".*

Sojaprodukte und Hirse

Beschränk dich bei Sojaprodukten (Bohnen, Sprossen, Tofu, Sojadrinks, …) und Hirseprodukten auf maximal dreimal pro Woche (FAQ ab S. 88).

Kraut und Kohl

Gemüse aus der Familie der Kreuzblütengewächse (z. B. Pak Choi, Brokkoli, Rosenkohl und Blumenkohl) solltest du bevorzugt gekocht essen. Wenn du dich auf dreimal pro Woche beschränkst, brauchst du dir ganz sicher keine Sorgen zu machen.

VERGISS NICHT: Achte bei Kohlgemüsen auch auf den Abstand zur Thyroxin-Einnahme, damit das Medikament gut vom Körper aufgenommen werden kann.

Iss und trink sehr viel weniger …

Limonaden und Energiedrinks

Egal ob die Getränke mit Zucker, Glukosesirup oder künstlichen Süßstoffen gesüßt sind, über unterschiedliche Mechanismen haben sie das Potenzial, Entzündungsprozesse in deinem Köper zu befeuern und deine Darmbakterienvielfalt zu reduzieren.

In verschiedenen Studien zeigte sich eine Reduktion des T4- und Erhöhung des TSH-Spiegels im Blut bei hohem Konsum von Limonaden und Energiedrinks. Der CRP-Wert stieg oftmals an und die Durchlässigkeit der Darmschleimhaut war erhöht.

Fast Food

Einmal in der Woche oder idealerweise seltener. Der Zusammenhang zwischen regelmäßigem Fast-Food-Konsum und Übergewicht ist durch mehrere Studien bestätigt worden. Wenn du jedoch mal Lust darauf hast, genieße dein Essen ohne schlechtes Gewissen! Ab und zu Fast Food verschlimmert deine Erkrankung nicht, wenn du dich sonst vielfältig ernährst.

Alkoholische Getränke

Hier gilt wie für Gesunde: Alkohol ist für deinen Körper ein Gift, mit dem er nur in begrenzten Mengen fertig werden kann. Die Empfehlung lautet, einmal pro Monat oder seltener Alkohol zu trinken.

Merkblatt zur Hashimoto-Ernährung

Was passt schon sehr gut an deiner Ernährung?

Was möchtest du als Erstes ändern?

Iss vegetarisch und ballaststoffreich! Ergänze mit Fisch und fermentierten Milchprodukten:

1. Gemüse bunt und abwechslungsreich
2. Hülsenfrüchte (Verträglichkeitstipp: eingeweicht und vorgekeimt sind Linsen, Bohnen, Erbsen usw. viel bekömmlicher)
3. Obst (z.B. dunkle Beeren und Zitrusfrüchte)
4. fermentierte Milchprodukte (z.B. Naturjoghurt und Buttermilch)
5. fetter Seefisch (z.B. Lachs, Makrele, Hering, Thunfisch) und/oder Nahrungssupplemente für Omega-3-Fettsäuren (Eicosapentaensäure, EPA)
6. Getreide- und Vollkornprodukte (Tipp: Brot nach alter Tradition, mit Sauerteigführung, ist besser verträglich)
7. Pilze (selbst gesammelt oder Zuchtpilze wie z.B. Kräuterseitlinge, Austernpilze und Shiitake)
8. Gewürze und Kräuter
9. Nüsse und Samen (z.B. Walnüsse, Leinsamen, ...)
10. Pflanzenöle (z.B. Rapsöl, Olivenöl, ... für die warme Küche; Leinöl, Walnussöl, Hanföl, ... für die kalte Küche)

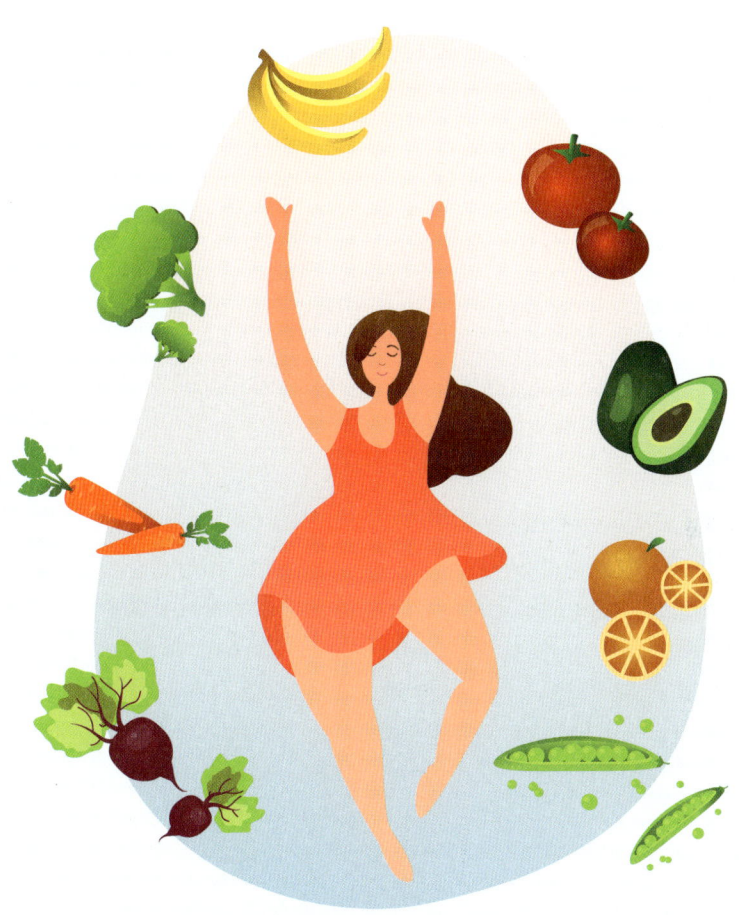

Ernährungs-FAQ

Heiß diskutierte Themen, Fakten, Vermutungen und schlichtweg Mythen, die rund um Autoimmunerkrankungen im Zusammenhang mit Verdauung, Nahrung und ganzen Lebensmittelgruppen bestehen – mach dir selbst ein Bild!

Wie sieht normale Verdauung aus?

Viele Menschen mit Hashimoto haben durch die lange unerkannte Krankheit und durch die fehlenden Schilddrüsenhormone bereits Monate oder auch Jahre unter chronischer Verstopfung gelitten.

Mit der richtigen Medikamentendosis verändert sich auch die Verdauung. Sowohl die Häufigkeit (von mehrmals täglich bis alle paar Tage kann alles normal sein) als auch die Konsistenz und Stuhlmenge verändern sich. Wie viel Stuhl und in welcher Konsistenz gilt als normal?

Ab und zu mal Durchfall oder Verdauungsbeschwerden bedeuten nicht zwangsläufig, dass etwas nicht stimmt. Wenn wir etwas nicht gut vertragen haben, vielleicht doch ein paar Krankheitserreger im Essen waren, versucht unser Körper die Schädlinge rasch loszuwerden. Durchfall tritt auf und verschwindet meist rasch von selbst.

Dauert der Durchfall länger als drei Tage an, sollte er ärztlich abgeklärt werden!

Wenn du häufig unter Blähungen leidest oder deine Stuhlkonsistenz eher flüssig ist (Typ 6 in der sogenannten Bristol-Stuhl-Skala), kann dies auf eine Unverträglichkeit hindeuten. Achte einmal genauer darauf, was du davor gegessen hast. Die Zuckermoleküle von Milch und Früchten können dir Probleme machen. Laktose, Fruktose und auch Sorbit verursachen Verdauungsbeschwerden, wenn sie nicht in den oberen Darmabschnitten durch ausreichend körpereigene Enzyme gespalten werden. Dies lässt sich unkompliziert über einen H2-Atemtest abklären: Sprich mit deiner Hausärztin oder deinem Hausarzt darüber.

Wenn du zur Abhilfe gegen Verstopfung lange Zeit Abführmittel eingenommen hast oder dir mittels Einläufen Erleichterung verschaffen musstest, ist der Weg zurück zu einer normalen Verdauung länger und mühsamer. Hol dir ernährungstherapeutische Unterstützung!

Morgenkaffee trotz Hashimoto?

L-Thyroxin in Tablettenform sollte 30 Minuten vor dem Morgenkaffee eingenommen werden. Dann steht dem Kaffeegenuss nichts entgegen!

Wenn du Kaffee bisher gut vertragen hast, trink ihn weiter wie gewohnt, aber in Maßen! Kaffee macht u. a. dadurch wach, dass er leichten Stress im Körper erzeugt, indem er die Produktion von Stresshormonen erhöht. Alles bis zu 5 Tassen am Tag ist jedoch unbedenklich, wenn du dich gut dabei fühlst.

Kaffee hat viele positive Auswirkungen auf die Entzündungsreaktionen im Körper, auf deine Verdauung und schlussendlich auch auf dein Wohlbefinden.

Für Hashimoto gibt es keine Studien, die Kaffee als schädlich oder unverträglich einstufen.

Spannend: Es gibt neue, flüssige Thyroxin-Medikamente (in Kapselform meistens), bei diesen scheint es keine Reaktion mit Kaffee zu geben.

Darf ich noch Soja und Tofu essen?

In Maus- und Petrischalenstudien zeigte sich, dass Soja-Isoflavone störend auf die normale Schilddrüsenfunktion und die Jodaufnahme in der Schilddrüse wirken. An Menschen ließ sich dieser Effekt bisher nicht so eindeutig nachweisen.

In der Praxis zeigt sich, dass Menschen, die L-Thyroxin benötigen, eine höhere Dosis davon brauchen, wenn sie ihre Ernährung auf Sojabasis umstellen. Das heißt aber nicht, dass die Schilddrüse und der Krankheitsverlauf dadurch grundsätzlich beeinflusst werden, nur, dass eine Dosisanpassung notwendig wird. Umgekehrt ist es genauso: Isst jemand vegan mit vielen Sojaprodukten und ändert seine Ernährung grundlegend, kann dies Symptome einer Überfunktion der Schilddrüse auslösen, weil die Medikamentendosis reduziert werden muss.

Ebenfalls zeigt sich, dass bei regelmäßigem Sojaverzehr Augenmerk auf genug Jod in der Nahrung gelegt werden sollte. Eine kleine Studie aus Japan zeigte, dass nach drei Monaten bei täglichem Sojabohnenverzehr der Jodspiegel der Teilnehmer:innen sank.

Ein täglicher Schuss Sojamilch in den Kaffee ist kein Problem. Um die Produktionskapazität deiner restlichen Schilddrüse nicht zu überfordern (wenn du eben noch keine Medikamente benötigst), wäre meine derzeitige Empfehlung, Sojabohnen und Produkte daraus maximal dreimal pro Woche zu essen.

Ich esse sehr oft Maki und Meeresfische, habe ich deshalb Hashimoto?

Mit normaler europäischer Ernährung, auch wenn öfter Fisch und Maki auf dem Speiseplan stehen, sprich: mehr Jod aufgenommen wird, ist es unwahrscheinlich, dass es zur Entwicklung einer Autoimmunthyreoiditis kommt.

Nur wenn du deine komplette Ernährung nach traditionellem japanischem Vorbild geändert hast oder nach Japan ziehst, dich deshalb komplett anders ernährst und genetisch vorbelastet bist, dann besteht ein geringfügig erhöhtes Risiko, dass mehr Jod in der Nahrung die Erkrankung begünstigt. Statistisch zeigt sich nämlich, dass in Japan die Gesamtjodzufuhr über die Ernährung höher ist als in anderen Ländern und gleichzeitig mehr Fälle von Hashimoto auftreten.

Darf oder soll ich noch jodiertes Speisesalz verwenden?

Ja! Salz bitte jedoch mit Fingerspitzengefühl dosieren. Unabhängig von Hashimoto ist zu viel des lebenswichtigen Salzes nicht gut für unseren Körper.

TIPP FÜR DIE PRAXIS: Verwende erst Gewürze und Kräuter, um dein Essen schmackhafter zu machen. Salz kommt immer erst zum Schluss oder kurz vor dem Essen in die Speisen. Du kannst auch gröberes Salz verwenden, davon brauchst du weniger, da es intensiver wahrgenommen wird, weil die Kristalle noch intakt auf unsere Geschmacksnerven treffen.

Gluten

Wenn du auf Gluten verzichten willst, sollte die Basis immer zuerst die ärztliche Abklärung einer Zöliakie sein.

Gluten wird leider oft fälschlicherweise als der Bösewicht verdächtigt. Es gibt viele Lebensmittel und Lebensmittelzusatzstoffe, die zu Verdauungsbeschwerden und weiteren Symptomen führen können. Da der Verzicht auf Gluten selbst für Zöliakie-Patient:innen ein Stressfaktor ist, der die Lebensqualität sogar negativ beeinflussen kann, solltest du dich wirklich fragen, ob dies der Weg ist, den du austesten möchtest.

Meine Empfehlung wäre, sich in ernährungstherapeutische Betreuung zu begeben, um herauszufinden, was deine Beschwerden verursacht. Dabei kommt sehr häufig heraus, dass Gluten vertragen wird, aber:

- Gebäck aus klassischem Sauerteig besser vertragen wird als industriell hergestelltes mit Backtriebmitteln
- dass die Ernährung generell zu viele unverdauliche Bestandteile enthält, die zu Beschwerden führen; mit einer Veränderung wird wieder alles vertragen (in kleineren Mengen)
- dass ein Reizdarmsyndrom vorliegt und daher die Schmerzen kommen
- dass eine bakterielle Fehlbesiedelung des Dünndarms vorliegt (SIBO), die behandelt werden muss
- dass eine unerkannte Allergie oder Nahrungsmittelunverträglichkeit dahintersteckt
- Bewegungsmangel dazu führt, dass die Verdauung nicht gut funktioniert
- auch extremer privater oder beruflicher Stress „auf den Magen schlägt"
- und manchmal auch nur, dass ein Mensch schlecht kaut, sein Essen nur in großen Brocken hinunterschlingt und der Körper es darum nur unter Verdauungsbeschwerden schafft, die Nahrung zu verarbeiten

Milch und Milchprodukte – darf ich das noch?
Oder sollte ich laktosefreie Milch bevorzugen?

Fermentierte Milchprodukte wirken sich positiv auf die Darmbakterien und das allgemeine Befinden aus. Außerdem sind Milch und Milchprodukte wie Quark, Joghurt und Käse wichtige Eiweißlieferanten in der europäischen Ernährung. Daher sollte nicht einfach auf Verdacht darauf verzichtet werden, ohne sich über Alternativen Gedanken zu machen!

Eine Allergie auf Milcheiweiß ist der einzige medizinische Grund, der wirklich einen Verzicht auf Milch notwendig macht.

Viele Argumente gegen den Milchkonsum kann man nachvollziehen, vor allem die ethischen Bedenken, da die wenigsten gerne wissentlich die konventionelle Milchindustrie unterstützen. Jedoch gibt es keinen haltbaren Nachweis dafür, dass die in der Milch enthaltenen Wachstums- und Geschlechtshormone uns Menschen schaden! Die Fähigkeit, über das Säuglingsalter hinaus den Milchzucker (die Laktose) aufzuspalten und zu verdauen, war ein wichtiger Faktor der menschlichen Evolution in Europa – hier war Milch ein wichtiges Nahrungsmittel. Darum haben sich die genetischen Kombinationen durchgesetzt, die dazu führen, dass wir auch noch als Erwachsene das Enzym Laktase im Darm produzieren und damit Laktose aufspalten können.

Der Körper hört durch Hashimoto nicht automatisch auf, Laktose aufzuspalten. Wenn du jedoch unter einer Laktoseunverträglichkeit leidest oder eine solche vermutest, lässt sich der Verdacht durch einen H2-Atemtest klären. Wenn du Laktose nicht verträgst, kann es sein, dass sich dein TSH-Spiegel unter einer laktosefreien Ernährung reduziert bzw. sich unerklärliche Schwankungen normalisieren.

Zucker – das weiße Gift?

Zucker und Süßigkeiten

sind nicht des Teufels und lösen keine Verwirrung des Immunsystems aus. Zucker ist jedoch einfach zu alltäglich geworden. Das Zuviel ist ein Problem, nicht die Tatsache, dass Zucker einfach lecker schmeckt und fast alle von uns evolutionär bedingt einen süßen Zahn haben.

Ja – eine Zuckerreduktion ist sinnvoll.

Nein – ein kompletter Zuckerverzicht ist weder notwendig noch sinnvoll.

Gerade flüssiger, konzentrierter Zucker in Form von Limonaden, Fruchtsäften, Smoothies etc. stellt unseren Körper vor eine Herausforderung. Es fällt ihm schlicht schwer, mit der schnell verwertbaren Energie umzugehen – wenn wir sie nicht gleich als Treibstoff für Muskelarbeit verbrauchen. Fast die komplette Menschheitsgeschichte hindurch mussten wir körperlich arbeiten, um ausreichend Nahrung zu haben. Wie wir mit der inaktiven Lebensweise mit gleichzeitig rund um die Uhr energiedichten, hochverarbeiteten Lebensmitteln umgehen sollen, das hat bisher weder unser Körper noch unser Geist gelernt!

TIPP: Wenn du merkst, du brauchst mehr Zucker oder Süßstoff als andere Menschen, überlege dir, deine Geschmacksnerven neu zu sensibilisieren. Dafür genügt es, wenn du dich ein bis zwei Wochen auf „kalten Zuckerentzug" setzt. Im Anschluss wirst du merken, dass du bereits viel niedrigere Mengen an Zucker und Zuckeralternativen als süß wahrnimmst.

Umstieg von Haushaltszucker auf Honig, Dörrpflaumen und sonstige Zuckeralternativen

Fruktose kann Beschwerden verursachen, wenn du an einer Unverträglichkeit leidest. Große Mengen strapazieren auch bei gesunden Menschen die Aufnahmekapazität des Körpers. Blähungen und Durchfall können die Folge sein.

Selbst wenn eine Fruktoseunverträglichkeit vermutet wird: Obst kann durch nichts ersetzt werden. Es gibt zwar fruktosearme Obstsorten, aber keine fruktosefreien. Mit einem kompletten Verzicht auf Fruktose in Obst enthältst du deinem Körper wichtige Vitamine und Mineralstoffe sowie sekundäre Pflanzenstoffe vor. Bei Beschwerden lass dich auf Fruktoseunverträglichkeit testen (H2-Atemtest) und zur Ernährung beraten!

Süßstoff und das Mikrobiom

So wie der weltweite Konsum von Süßstoffen in den letzten Jahrzehnten zugenommen hat, so auch die dazugehörige Forschung. Wie wirken sich diese Süßstoffe auf uns Menschen aus? Laufen die Süßstoffe nur kalorienfrei durch unseren Körper? Klingt zu gut, um wahr zu sein. Es besteht großer Forschungsbedarf, wie sich die Süßstoffe in der Nahrung langfristig auf chronisches Krankheitsgeschehen und unser Mikrobiom auswirken.

Die derzeit als sicher bewerteten Mengen werden mit dem sogenannten ADI-Wert angegeben, der in mg pro Kilogramm Körpergewicht angegeben wird. Du findest ihn online über die EFSA oder auch den *SÜSSSTOFFVERBAND*. Solltest du täglich bei vielen Lebensmitteln und Getränken zur „Ohne Zucker gesüßt"-Variante greifen, rechne einmal durch, wie viel Süßstoff du in Summe aufnimmst.

Ketogene Ernährung

Diese kann ich bei Hashimoto aufgrund der derzeitigen Studienlage guten Gewissens nicht empfehlen. Sie scheint sich sogar negativ auf die Schilddrüsenfunktion auszuwirken, denn die Bildung von T3 wird verringert, was eine Unterfunktion verstärkt.

Fasten: eine Möglichkeit, dem Überfluss mit bewusstem Verzicht entgegenzutreten

Fasten hat sehr viele Aspekte. Fasten als Neustart zu nutzen, als eine Zeit, um zu reflektieren und zusätzlich unter ärztlicher Aufsicht mit entsprechender Voruntersuchung eine Essenspause einzulegen, das kann in unserer schnelllebigen Zeit sehr befreiend sein. Du schöpfst Energie (obwohl du nichts isst), du tankst deine innersten Batterien wieder auf und gibst deinem Körper die Chance, mal richtig „Großputz-Autophagie" zu betreiben.

Sanftes, intermittierendes Fasten mit täglichen Essenspausen zwischen dem letzten Essen am Vortag und dem Frühstück ist eine Möglichkeit, die individuell –

auch bei Hashimoto – ausprobiert werden kann. Essenspausen zwischen den einzelnen Mahlzeiten einzuhalten, ist für die Regulierung des Blutzuckerspiegels und für die Vorbeugung einer Insulinresistenz eine spannende Möglichkeit. Hier kommt es sehr auf die individuelle Situation an, auf die Ziele, die beabsichtigt sind, ebenso auf die familiäre Vorbelastung und auf die persönliche Einstellung, worum es beim bewussten zeitlichen Verzicht auf Essen geht.

ACHTUNG: Fasten, um abzunehmen, oder drastische längere Kalorienreduktionen sind bei Hashimoto nicht zu empfehlen! Nahrungsmangel und Nahrungsentzug versetzen deinen Körper in eine extreme Stresssituation. Dieser Stress befeuert wiederum autoimmune Prozesse im Körper.

Fleisch und Fleischprodukte

Puh, ein harter Knochen. Fleisch ist nicht nur eine Gesundheitsfrage, sondern auch eine Frage der Ethik und der Nachhaltigkeit, hier muss jeder für sich selbst entscheiden. Grundsätzlich sind wir Menschen Omnivoren, d. h. unser Körper kann fast alles verdauen und als Brennstoff zur Energiegewinnung verwenden.

Wenn du dich an die allgemeine Empfehlung halten möchtest, orientiere dich daran, maximal zweimal pro Woche Fleisch zu essen. Die Menge, die du brauchst, ist für eine Mahlzeit ungefähr so groß wie deine Handfläche. Ja genau, wenn du größere Hände hast und generell größer bist, darfst du dir ein größeres Stück nehmen.

Wurstprodukte enthalten oft hohe Mengen an Nitrit, ebenso wie rotes Fleisch, und stehen im Verdacht, in großen Mengen gegessen Dickdarmkrebs zu fördern.

Studienergebnisse zum Darmmikrobiom unterstützen mit Fokus auf die Herzgesundheit die Empfehlung für eine gemüse- und obstreiche Ernährung unter Verzicht auf rotes Fleisch.

Bei tierischen Produkten geht es aber generell auch darum, wie sich die Lebensmittelfette in deiner Nahrung zusammensetzen. Dazu kannst du einmal zusätzlich zu den üblichen Werten auch das Verhältnis der Fettsäuren in deinem Blut untersuchen lassen. Dabei zeigt sich, wie du dich ernährst, ob deine

Nahrung viele entzündungshemmende Stoffe (Eicosapentaensäure, EPA) enthält oder du eher fleischlastig unterwegs bist und viel Arachidonsäure (ARA) im Blut hast. Optimal und wünschenswert wäre es, ein Verhältnis von EPA:ARA von 4:1 zu erreichen.

Fast Food und Co.

Lecker, aber unnötig. Genussmittel mit wenig Nährwert. Sie lösen kein Hashimoto aus, sorgen aber dafür, dass du dich matt und ausgelaugt fühlst, wenn du dich häufig und regelmäßig davon ernährst, weil sie dir wenig bis keine wichtigen Mikronährstoffe liefern.

TIPP: Gerade die Kombination aus Fastfood-Menü mit Limonade ist für unseren Stoffwechsel ein hartes Stück Arbeit. Du erleichterst deinem Körper die Verarbeitung, wenn du Wasser statt Limonade dazu trinkst.

Welche Proteinriegel und -pulver kann ich als Sportler:in bei Hashimoto verwenden?

Meide auf jeden Fall Produkte auf Sojabasis. Du kannst alle Pulver einsetzen, die Whey-Protein als alleinige Basis oder gemischt mit Kollagen verwenden. Achte auf hochwertige, schadstofffreie Produkte. Proteinpulver gibt es mittlerweile auch in Bioqualität. Versichere dich über die *KÖLNER LISTE*, dass dein Produkt frei von Dopingmitteln ist!

Von der Theorie in die Praxis: Leitfaden zur schrittweisen Ernährungsveränderung

Ernährungsgewohnheiten sind automatisierte Abläufe – sinnvoll, damit wir nicht dauernd über jede Kleinigkeit nachdenken müssen.

Problematisch sind sie, wenn wir uns über die Jahre viele schlechte Angewohnheiten und schädliche Belohnungssysteme zugelegt haben.

Diese zu ändern, geht nicht von heute auf morgen.

Eine Gewohnheit nach der anderen ändern – so kommen wir zu dem Leben, das uns guttut.

Dann ändern wir unsere Ernährung und halten nicht nur zeitlich begrenzt eine mühsame Diät, bis wir endlich wieder essen dürfen, was wir wollen.

Gegessen wird, was im Einkaufswagen landet!

Köpfchen brauchen wir also bereits im Supermarkt. Das betrifft alle Menschen, unabhängig von Hashimoto!

Die wichtigste Regel: Geh niemals hungrig einkaufen!

Die zweitwichtigste Regel: Geh nie ohne Liste einkaufen!

Wenn du dich daran hältst, landet viel weniger Überflüssiges in deinem Einkaufswagen, du kannst den Versuchungen und Kaufanreizen leichter widerstehen.

Wenn du dir bei einem Lebensmittel nicht sicher bist, wirf noch einen Blick auf die Zutatenliste. Wenn dein Lebensmittel mehr als drei bis fünf Zutaten enthält und du Zutaten darauf findest, die du nicht einmal aussprechen kannst, ist das Lebensmittel meist „hochverarbeitet", und du solltest es nicht kaufen, sondern darüber nachdenken, wie du etwas Vergleichbares selbst zubereiten kannst – aus frischen Zutaten in deiner eigenen Küche.

Nicht nur WAS, sondern auch WIE du isst, gehört zur gesunden Ernährung

Ein kleiner, aber ganz wichtiger Exkurs: Nicht nur, was wir essen, sondern auch das Wie, das Warum und letztendlich auch das Wo und mit wem wir essen, entscheiden mit, ob wir uns nach dem Essen wohlfühlen, das Essen gut vertragen und ob unser Körper es leicht verarbeiten kann oder nicht.

Beispiele und Empfehlungen, um sich etwas unter darunter vorstellen zu können:

WIE sollten wir essen?

Gemütlich und entspannt, mit genug Zeit, ausreichend zu kauen und jeden Bissen zu genießen.

Bewusst und ohne Ablenkung, mit allen Sinnen beim Essen sein.

Egal ob allein oder in Gesellschaft: Essen sollte auf einem passenden Teller angerichtet werden und nicht direkt aus dem Topf, vom Blech oder aus der Schüssel gegessen werden. Das Auge isst nämlich auch bei der Menge mit. Wir essen mehr von großen als von kleinen Tellern. Wir hören später zu essen auf und überessen uns leichter, wenn wir direkt aus dem Topf essen. Danach fühlen wir uns müde und schlapp, weil der Körper alle Energie in die Verdauung fließen lässt.

Die Frage: WARUM essen wir gerade jetzt, gerade diese Mahlzeit, diesen Snack?

Teste selbst: Bist du ein:e emotionale:r Esser:in oder kennst du deine Körpersignale und isst entsprechend?

Reflektiere deine Essgewohnheiten: Warum und wann isst du? Sei ehrlich mit dir selbst und rechne die Punkte zusammen:

1. Isst du, weil es dir die Uhr vorschreibt, weil es nun einmal zwölf Uhr mittags ist und zu diesem Zeitpunkt gegessen werden muss? (JA 1/NEIN 0)
2. Wie gehst du mit Stress um, neigst du zum hemmungslosen Futtern oder schlägt dir Stress auf den Magen? (JA 1/NEIN 0)
3. Kompensierst du Frust und/oder Langeweile mit Essen? (JA 1/NEIN 0)
4. Belohnst du dich mit Essen? (JA 1/NEIN 0)
5. Weißt du, wie es sich anfühlt, hungrig zu sein? (JA 0/NEIN 1)
6. Weißt du, wie es sich anfühlt, satt zu sein? (JA 0/NEIN 1)

Wenn du mehr als 1 Punkt bei diesem Test erreicht hast, ist dein WARUM beim Essen ein guter Ansatzpunkt, um deine Ernährung zu verändern. Hier kannst du dich in das Thema *„GRÜNDE, WARUM DU ISST"* einlesen.

WO (und mit wem) mundet das Essen am besten?

An einem schön gedeckten Esstisch schmeckt es besser als im Auto auf der Fahrt nach Hause.

Draußen im Freien an einem schönen Sommertag in netter Gesellschaft befriedigt eine Kugel Eis schon den Appetit und macht gute Laune, während daheim, allein auf der Couch, eine ganze Packung Eiscreme nicht denselben Effekt hat.

In der Runde mit Freund:innen beim Pizzaessen bleibt vielleicht die halbe Pizza übrig, weil vor lauter Reden und Lachen das Essen so lange gedauert hat, dass wir mittendrin schon satt sind, während in der Arbeit bei der Mittagspause die Pizza vor dem Computer ganz nebenbei vollständig im Magen verschwindet.

Ernährungsumstellung in fünf Schritten: Individuelle Ernährung 365 Tage im Jahr

1. IST-Situation erheben

Führe ein Ernährungstagebuch mit allen kleinen Details, die sonst unbeachtet ablaufen: Völlegefühl, Sättigung, Gründe fürs Essen usw.

Versuche, eine Mahlzeit in der Woche so zu gestalten, wie es dir wirklich guttut. Stell dir Fragen und notiere die Ergebnisse, sei neugierig: Wie geht es mir, wenn ich ein und dasselbe Essen neben dem Computer rasch hinunterschlinge im Vergleich dazu, wenn ich es auf einem schönen Teller anrichte und mir wirklich bewusst Zeit nehme, es zu genießen?

Mach das zwei Wochen lang und beobachte aufmerksam die Unterschiede. Lerne dich und deinen Körper besser kennen.

2. Analyse der IST-Situation

Was funktioniert gut, was tut mir gut – was nicht? Was möchte ich verändern?

Hat mein Ernährungstagebuch Zusammenhänge aufgezeigt zwischen meinen Symptomen und meinem Ess- und/oder Trinkverhalten?

Ein Beispiel: Normalerweise denke ich nicht viel übers Essen nach.

Wenn es stressig wird in der Arbeit, vergesse ich die Zeit und kapsle mich in meinem Büro komplett ab. Irgendwann merke ich dann, wie ich zittrig, gereizt und hungrig werde. Dann ist es meist schon früher Nachmittag. Etwas Gescheites zu essen, zahlt sich da nicht mehr aus. Also greife ich rasch in die eigene Naschlade. Dann hole ich mir schnell einen Kaffee und gehe zurück an die Arbeit. Am Abend bleibe ich noch hungrig beim Supermarkt stehen und kaufe viel Unnötiges ein. Daheim koche ich mir oft noch etwas, manchmal esse ich dann riesige Mengen und gehe mit einem argen Völlegefühl schlafen und bin am nächsten Tag ganz gerädert, wenn ich aufwache.

3. SOLL: Wie hätte ich es gerne?

Träume vor dich hin: Wie sollte deine Ernährung aussehen, wenn alles ganz einfach wäre, wenn du nur mit den Fingern zu schnippen bräuchtest und ab morgen alles anders wäre? Was wäre dann anders? Mal es dir bis ins letzte Detail aus!

Das große Rätsel ist: Wie könnte ich das erreichen, was wäre der kleinste erste Schritt in diese Richtung?

DAS ZIEL: Mittags etwas Gesundes, Leichtes und Sättigendes und abends nicht mehr so viel essen.

Hier hilft dir besonders ein:e externe:r, objektive:r Expert:in bei der Auswertung sehr rasch weiter! Selbst sieht man manchmal den berühmten Wald vor lauter Bäumen nicht mehr, auch wenn es um das Essen geht.

Noch sehr vage, oder?

Konkreter erster Schritt in der ersten Woche:
Ich kann am Sonntag eine Einkaufsliste schreiben und am Montag vor der Arbeit 30 Minuten früher wegfahren, einkaufen gehen und in der Arbeit verschiedene leckere Zutaten für eine schnelle Jause in den Kühlschrank legen, damit ich alles griffbereit habe und weiß, was ich mittags essen soll.

4. Versuch und Irrtum, Korrektur

Pläne haben es so an sich, dass sie auf dem Papier immer besser aussehen als in der Praxis. Das Leben legt uns Hindernisse in den Weg, die wir nicht bedacht haben. Jetzt gilt es, nicht alles hinzuschmeißen und zu verzweifeln. Das alles ist Teil des Veränderungsprozesses!

Mach dir einen Termin mit dir selbst und überlege, was du anders machen könntest. Was dich antreibt und motiviert, dich zu verändern:

Es könnte herauskommen, dass das Einkaufen am Montag schon ganz gut funktioniert. Zumindest ist es dir sehr wichtig, dass das Essen nicht verdirbt, daher ist es leichter, mittags ans Essen zu denken, wenn du weißt, dass der Kühlschrank voll ist.

Da du aber trotzdem diese Woche oft erst um drei am Nachmittag ans Essen gedacht hast, kannst du dir für die nächste Woche eine Erinnerung am Computer einstellen, die dich um die Mittagszeit fragt: „Heute schon gegessen? Bin ich hungrig?"

In der nächsten Woche klappt es mittags durch den Timer schon sehr gut, etwas zu essen. Dir fällt auf, dass du abends nicht so hungrig bist und mit einer kleineren Portion satt wirst.

Für den schnellen Hunger zwischendurch hast du beim letzten Einkauf eine Nussmischung gefunden, die jetzt in der Schreibtischschublade griffbereit liegt.

Bau auf diesen Erkenntnissen auf und plane mehr Mahlzeiten ein, die so verlaufen, wie es dir guttut.

Nicht jedes Essen muss perfekt ablaufen. Wenn du es Schritt für Schritt schaffst, rund 80% deiner Mahlzeiten gut zu planen, dann macht es auch nichts, wenn 20% deiner Mahlzeiten zwischen Tür und Angel erfolgen, einfach weil es gerade nicht anders geht.

Ich plane, wann ich mich hinsetze und für mich hinterfrage: Was hat gut funktioniert? Was möchte ich beibehalten?

Noch wichtiger wird mit der Zeit, die eigenen Störfaktoren zu hinterfragen und auch mal um Unterstützung zu bitten!

- Was hat nicht so gut funktioniert, womit hatte ich immer wieder Probleme?
- Was genau waren die Probleme?
- Ist mein Ziel nicht richtig für mich oder muss ich mir einen anderen Weg überlegen?
- Brauche ich Unterstützung? Wer könnte mir dabei helfen, mein Ziel zu erreichen?

usw.

Wie du siehst, es ist ein ständiger Prozess, der zwar einen definierten Anfang, aber kein Ende hat. Sieh es wie ein Tagebuch. Reflektiere und notiere alle Abweichungen und Ideen zur Verbesserung deiner Pläne.

Mit der Zeit gehen die neuen Gewohnheiten immer mehr in Fleisch und Blut über. Nimm dir anfangs wöchentlich, später monatlich oder quartalsweise Zeit. Du kannst die Zeiträume noch weiter ausdehnen, aber zumindest jährlich würde ich mit mir selbst gewissenhaft Bilanz ziehen.

Wie sich Routinen in unser Leben einschleichen

Birgit arbeitet bei der Telefonhotline einer großen Versicherungsgesellschaft. Am Ende ihres Arbeitstages ist sie meistens ausgelaugt und genervt. Sie hat deshalb begonnen, sich an besonders anstrengenden Tagen mit einem Kaffee mit Mandel- und Karamellsirup zu belohnen. Die große Coffeeshop-Filiale liegt genau auf ihrem Heimweg.

Man kennt sie dort schon, sie wird gefragt, ob sie das Übliche möchte und wie ihr Tag war. Die Atmosphäre rundherum hilft ihr runterzukommen. Was Birgit stört, ist, dass ihre Kleidung immer enger wird, weil sie seit Monaten an Gewicht zunimmt.

Der **Trigger** ist für Birgit mittlerweile das Schild des Coffeeshops. Die **Routine** besteht darin, das kurze Geplänkel mit den Angestellten und ihren Standardkaffee in Ruhe zu genießen. Die **Belohnung** ist der Stressabfall.

Und genau darum geht es unserem Gehirn und unseren Hormonen: Gewohnheiten sind Überlebensmechanismen, die dazu beitragen, dass es uns gut geht. Die Kehrseite ist die zusätzliche Energie, die nicht satt, aber kurzfristig glücklich macht. Sie trägt zu einer scheinbar unerklärlichen Gewichtszunahme bei.

Wie bricht man aus dem Teufelskreis aus?

Birgit glaubt, ihr Problem zu erkennen. Sie beschließt, nie wieder den üblichen Kaffee zu trinken. Die fehlende Belohnung macht sie missmutig und verstimmt. Wenige Wochen später hat sie ihre Kaffeegewohnheit wieder aufgenommen. Sie sagt sich, sie brauche das einfach.

Was ist falsch gelaufen?

Birgit hat sich nie gefragt und nie getestet, welche neue, bessere Routine ihre Gewohnheit ersetzen könnte.

Erst spät hat sie festgestellt, dass sie nicht so sehr den Kaffee braucht, sondern vielmehr die entspannten Minuten, die ebenfalls dazugehören. Da sie sehr gerne auch Tee trinkt, hat sie den Kaffee durch eine täglich wechselnde Sorte Tee ersetzt. Und den trinkt sie weiter in ihrem Coffeeshop.

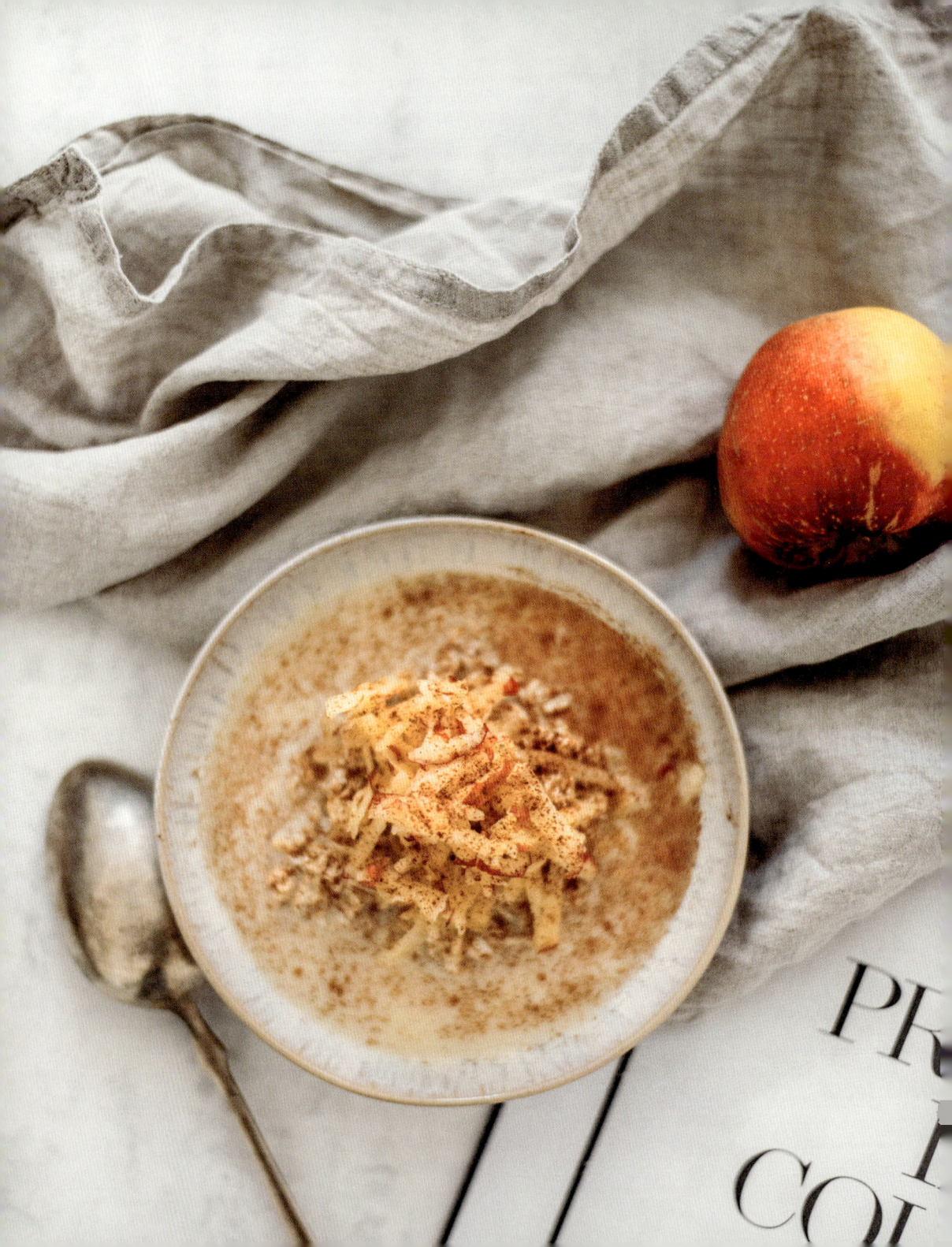

Rezepte: Kochen und genießen trotz Hashimoto

Die gute Nachricht: Es klingt komplizierter, als es ist!

Die folgenden Rezepte enthalten bewusst keine Kalorienangaben. Dafür enthalten die Gerichte wertvolle:

- Ballaststoffe
- Fette wie Omega-3-Fettsäuren (Fisch) und Vorstufen dafür in Pflanzenölen, die Alaninsäure ALA (z. B. in Leinöl)
- Gemüse, Kräuter und Obst (sekundäre Pflanzenstoffe)

Selbst gekocht und mit frischen, regionalen und biologischen Lebensmitteln zubereitet!

Frühstück

Haferflocken-Müsli im Glas (Overnight Oats)

Zutaten für 1 Portion:

6–8 gehäufte EL Haferflocken pro Glas

200 ml Wasser (bzw. Milch oder Pflanzendrink)

sauber ausgewaschene Gläser mit Schraubdeckel

Zubereitung:

Alle Zutaten vermischen, die Gläser verschließen, kräftig schütteln und in den Kühlschrank stellen. Am Morgen die Gläser mit Obst, Nüssen oder nach Belieben auffüllen (siehe unten).

Die Gläser halten sich im Kühlschrank bis zu 5 Tage.

TIPP: Praktisch für unterwegs! Wenn eine Mikrowelle oder ein Wasserkocher vorhanden sind, am besten kurz vor dem Essen mit einem Schuss kochendem Wasser übergießen und kräftig umrühren.

Varianten und Toppings:

Hälfte Wasser, Hälfte Naturjoghurt und obenauf Fruchtmus oder 3:1 Marmelade, geraspelter Apfel mit Zimt, pürierte Banane und Kakaopulver und eine kleine Prise Salz, Nussmus, geschrotete Samen, gemahlene Nüsse, Kürbismus mit Zimt, Honig und Kardamom, Gewürze nach Lust und Laune

Vollkorn-Bananen-Pancakes

Zutaten für 2 Portionen (ca. 6 Pancakes):

1 reife Banane

1 Ei

60 g Dinkelvollkornmehl

1 TL Backpulver

1 Pkg. Bourbon-Vanillezucker

1 Prise Salz

Kokosöl zum Ausbacken

Zubereitung:

Für die Zubereitung eignet sich ein großer Messbecher mit Pürierstab. Zuerst die Banane mit Ei, Salz und Vanillezucker vermixen. Dann nach und nach das Mehl und erst zum Schluss das Backpulver dazugeben. Die Masse mindestens 15 Minuten ruhen lassen.

Zum Ausbacken eignen sich ein Pfannkucheneisen oder eine normale beschichtete Pfanne. Dazu pro Portion 1 TL Kokosöl in der Pfanne auf mittlerer Hitze erwärmen und den Teig portionsweise ausbacken. Wenn der Teig anfängt Blasen zu schlagen, mit dem Pfannenwender wenden und fertigbacken.

Die frischen warmen Pfannkuchen schmecken prima mit Apfelmus oder frischen Früchten, aber auch z.B. mit Staubzucker, Schokostreuseln oder gemahlenen Nüssen.

TIPP: Die Masse kann schon am Vorabend zubereitet und über Nacht im Kühlschrank aufbewahrt werden. Das Backpulver erst in der Früh zur Masse geben und alles nochmals mit einem Schuss Wasser frisch aufmixen.

Pikantes Frühstücksomelett

Zutaten für 1 Portion:

2–3 Eier

1 kleine Zwiebel

1 TL Rapsöl

1 Handvoll Cocktailtomaten

optional: Speckgewürz, Chili, Parmesan

optional: gemischte geröstete Kerne und Samen

optional: Parmesan
Salz, Pfeffer

Zubereitung:

Zwiebel klein hacken und in einer kleinen Pfanne Rapsöl erhitzen. Die Zwiebel darin sanft goldgelb rösten. Eier in einem Becher verrühren (Chiliflocken und Speckgewürz nach Geschmack dazugeben). In die Pfanne gießen und stocken lassen. Cocktailtomaten halbieren und in die Pfanne geben. Deckel auf die Pfanne legen und die Hitze zurückdrehen. 3–5 Minuten durchgaren lassen.

Auf einem vorgewärmten Teller anrichten, nach Geschmack salzen und pfeffern und mit Parmesanflocken und gerösteten Kernen und Samen bestreut servieren.

TIPP: Dazu passt frisches Vollkornbrot.

Frühstücksbrei mit Beeren und Nüssen

Zutaten für 1 Portion:

60 g Quinoa

1 Handvoll Brombeeren, Himbeeren oder Erdbeeren (frisch oder TK)

1 TL Leinöl

1 EL geriebene Haselnüsse oder Walnüsse

Rosinen, Honig, Zimt, Nelkenpulver, Kardamom nach Geschmack

Zubereitung:

Quinoa in einem feinen Sieb mit heißem Wasser einige Minuten sorgfältig spülen, bis das Wasser klar wird. Danach in einem Topf mit der 1½-fachen Wassermenge (180 ml) aufkochen lassen. Hitze zurückdrehen und ca. 15 Minuten köcheln lassen, dabei immer wieder umrühren.

Beeren und nach Geschmack Gewürze, Honig und Rosinen unterrühren und den Herd ausschalten. Mit einem Deckel verschließen (ggf. ein Geschirrtuch oder ein Stück Küchenpapier zwischen Topf und Deckel klemmen, um den Dampf aufzunehmen). Ca. 10 Minuten ausquellen lassen.

Zum Schluss das Leinöl unterrühren und den Brei in einer Frühstücksschüssel anrichten. Mit geriebenen Nüssen bestreuen und servieren.

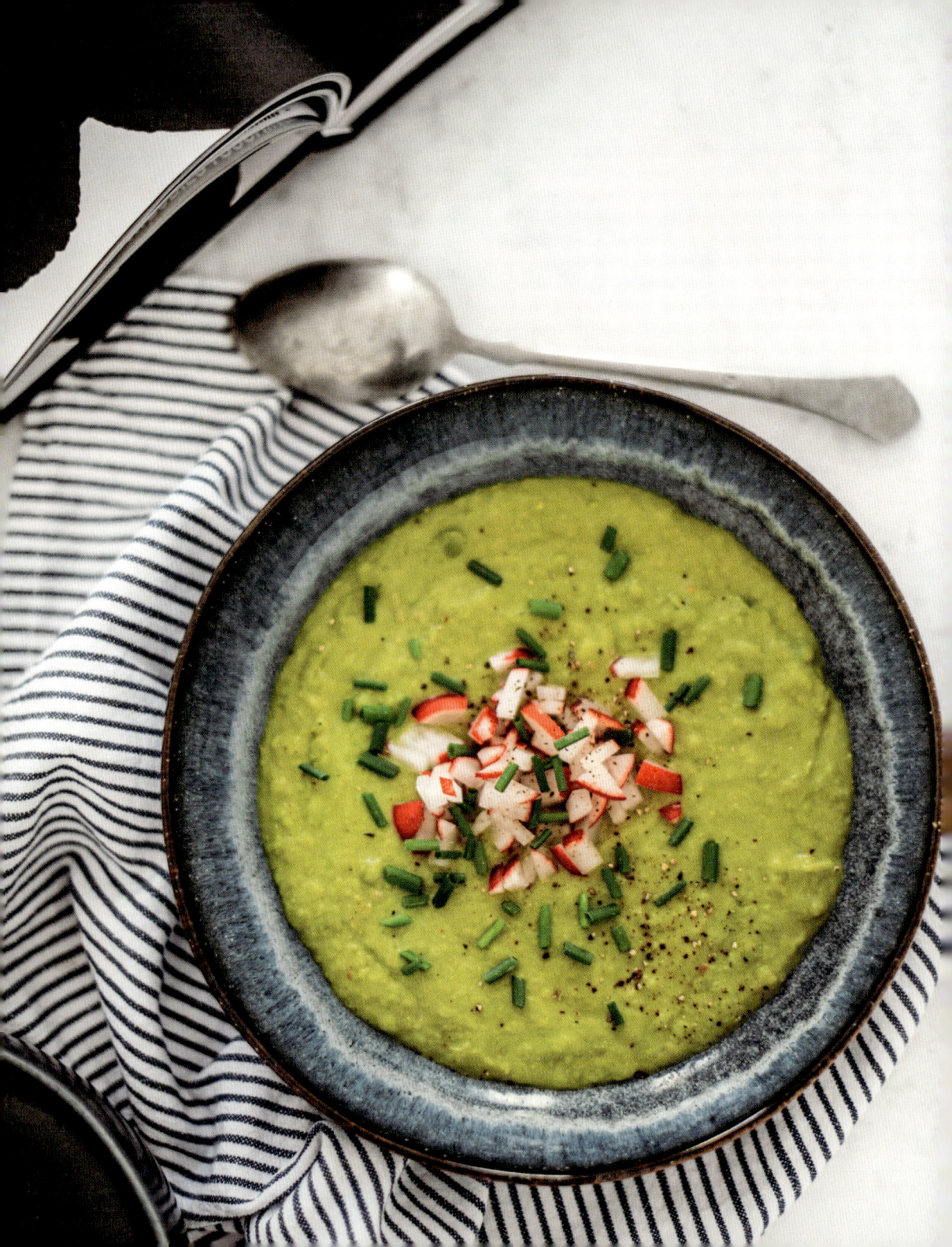

Suppen

Erbsencremesuppe à la Wasabi

Zutaten für 2 Portionen:

1 kleine gelbe Zwiebel
1 Knoblauchzehe
2 mittelgroße weichkochende Kartoffeln (ca. 100 g)
1 EL Rapsöl
200 g Erbsen (TK oder frisch)
400 ml Wasser
1 TL Gemüsebrühe
1 EL Cashewmus (alternativ etwas Maisstärke)
zum Würzen: Salz, Pfeffer, 1 TL Wasabipaste, 1 TL Limettensaft
zum Garnieren: kleingehackte Radieschen, fein gehackter Schnittlauch oder Knoblauchgras

Zubereitung:

Zwiebel, Knoblauch und Kartoffeln schälen und grob in Würfel schneiden. Öl in einem Topf erhitzen und Zwiebel und Knoblauch darin glasig anschwitzen. Nach einigen Minuten Kartoffelwürfel und Erbsen dazugeben. (Zum Garnieren kannst du 3–4 EL Erbsen beiseitestellen und erst zum Schluss in die Suppe geben). Mit Wasser aufgießen und die Gemüsebrühe einrühren. Die Suppe einmal aufkochen lassen.

Hitze reduzieren und ca. 15 Minuten zugedeckt köcheln lassen. Alles fein pürieren und mit Salz, Pfeffer, Wasabipaste und Limettensaft abschmecken. Beim ersten Versuch die Wasabipaste zum Schluss hinzugeben und vorsichtig dosieren! Zum Binden Cashewmus (oder Maisstärke) hinzufügen und kurz mitpürieren.

Zum Schluss die restlichen Erbsen in die Suppe geben und kurz durchziehen lassen. Auf tiefen Tellern anrichten und nach Belieben mit Radieschen und Kräutern garnieren.

Kalte Gurkensuppe

Zutaten für 2 Portionen (als Hauptspeise):

1–2 große Salatgurken
500 ml Buttermilch
1 EL Gemüsebrühe
250–400 ml Wasser je nach gewünschter Konsistenz
Salz, Pfeffer
optional Saft einer halben Limette, Currypulver oder Currypaste

Zubereitung:

Salatgurken waschen, putzen und in grobe Stücke schneiden. Die Kerne können mitverarbeitet werden. Alle Zutaten bis auf Wasser und Salz in den Hochleistungsmixer füllen und pürieren. Mit Wasser auf die gewünschte Konsistenz verdünnen und nach Belieben mit Salz, Curry und Limettensaft abschmecken. Bis zum Essen kaltstellen und kurz vor dem Anrichten nochmals aufrühren.

Italienische Tomaten-Gemüse-Suppe

Zutaten für 4 Portionen:

1 rote Zwiebel

2 Knoblauchzehen

2–3 EL Olivenöl zum Braten

2 EL Tomatenmark

1 große Dose gehackte oder passierte Tomaten

1 EL Gemüsebrühe

400–500 ml Wasser

Gemüse nach Saison und Belieben (z. B. Karotten, Zucchini, Erbsen, Sellerie, Brokkoli, frisch oder tiefgekühlt)

Salz, Pfeffer, Oregano, 1 Prise Zucker

optional: geriebener Parmesan

Zubereitung:

Zwiebel und Knoblauchzehen schälen und fein hacken. Olivenöl in einem tiefen Kochtopf auf mittlere Hitze erwärmen. Zwiebel und Knoblauch darin glasig dünsten und immer wieder umrühren.

Frische Gemüsezutaten putzen und in mundgerechte Stücke schneiden. Tiefkühlgemüse kann ohne Auftauen direkt aus der Packung verwendet werden.

Gemüse in den Topf geben und anbraten. Dazu die Hitze etwas hochdrehen und kräftig umrühren, damit nichts anbrennt. Nach ca. 5 Minuten Tomatenmark und Gemüsebrühe hinzufügen, ca. 1 Minute weiterrühren und mit Wasser ablöschen. Dosentomaten mit in den Topf geben und mit Oregano, Salz und Pfeffer würzen. Alles zusammen nochmals aufkochen lassen.

Danach auf kleine Hitze zurückdrehen und zugedeckt ca. 20 Minuten köcheln lassen. Anschließend nochmals abschmecken. Auf tiefen Tellern anrichten.

TIPP: Bei großem Hunger mit Parmesan bestreuen (schmeckt gut, liefert aber viel Energie!). Dazu passt ein Stück Baguette.

Hauptspeisen

Einkorn-Risotto mit Lachsfilet aus dem Backofen

Zutaten für 2 Portionen:

Für das Einkorn-Risotto:

250 g Einkorn

1 kleine Zwiebel (fein gehackt)

2 EL kleingehackte
getrocknete Pilze

1 große Karotte (fein geraspelt)

1 EL Gemüsebrühe

etwas geriebener Parmesan

Butter und Olivenöl

1 kleiner TL gemahlener Rosmarin

Wasser zum Aufgießen (ca. 800 ml)

Für die Lachsfilets:

1 Pkg. (ca. 200 g) TK-Lachsfilets
(am besten heimischer Alpenlachs)

frisch gepresster Zitronensaft

2 Knoblauchzehen

frischer Mangold
(Menge nach Belieben)

Olivenöl

Salz, Pfeffer

Zubereitung:

Olivenöl in einem kleinen Topf erhitzen und die Zwiebelwürfel darin glasig anschwitzen. Einkorn und etwas Butter dazugeben und ebenfalls anschwitzen. Mit einem Schuss Wasser ablöschen, Gemüsebrühe darüberkrümeln, Rosmarin hinzufügen und weiterkochen lassen. Hitze reduzieren.

Wenn die Flüssigkeit fast verdampft ist, wieder etwas Wasser nachgießen, unterrühren und auf kleiner Hitze weiterköcheln lassen. Gelegentlich umrühren, damit nichts anbrennt. Nach den ersten 10 Minuten die geraspelte Karotte und die Pilze unterrühren und etwas Wasser nachgießen. Ca. 35–40 Minuten weitergaren und immer wieder die fehlende Flüssigkeit aufgießen und unterrühren, bis der Risotto bissfest ist. Dann vom Herd nehmen und beiseitestellen. Etwas Butter und geriebenen Parmesan unterrühren und mit Salz und Pfeffer abschmecken.

Backofen auf 220 °C vorheizen, Auflaufform bereitstellen und von den gefrorenen Filets die Eisschicht unter fließendem kaltem Wasser abspülen. Die Filets trockentupfen – am besten mit einem frischen, fusselfreien Geschirrtuch (danach nicht weiterverwenden!).

Olivenöl mit Salz, Pfeffer und dem frisch gepressten Zitronensaft vermengen. Mangold kurz waschen und trockenschütteln, in grobe Stücke schneiden und die Auflaufform damit großzügig auslegen. Die Olivenöl-Marinade darauf verteilen, aber eine kleine Menge beiseitestellen, um die Lachsfilets darin zu wenden. Den Lachs auf das Mangoldbett legen und mit der restlichen Marinade beträufeln.

Die Auflaufform mit einem Deckel oder Alufolie bedecken und den Lachs für 10 Minuten im Backofen garen. Danach den Deckel abnehmen, die Hitze auf ca. 180 °C zurückdrehen und den Lachs offen fertig garen.

TIPP: Wenn du einen Löffel Honig auf die Filets träufelst, bekommen sie eine süße Kruste.

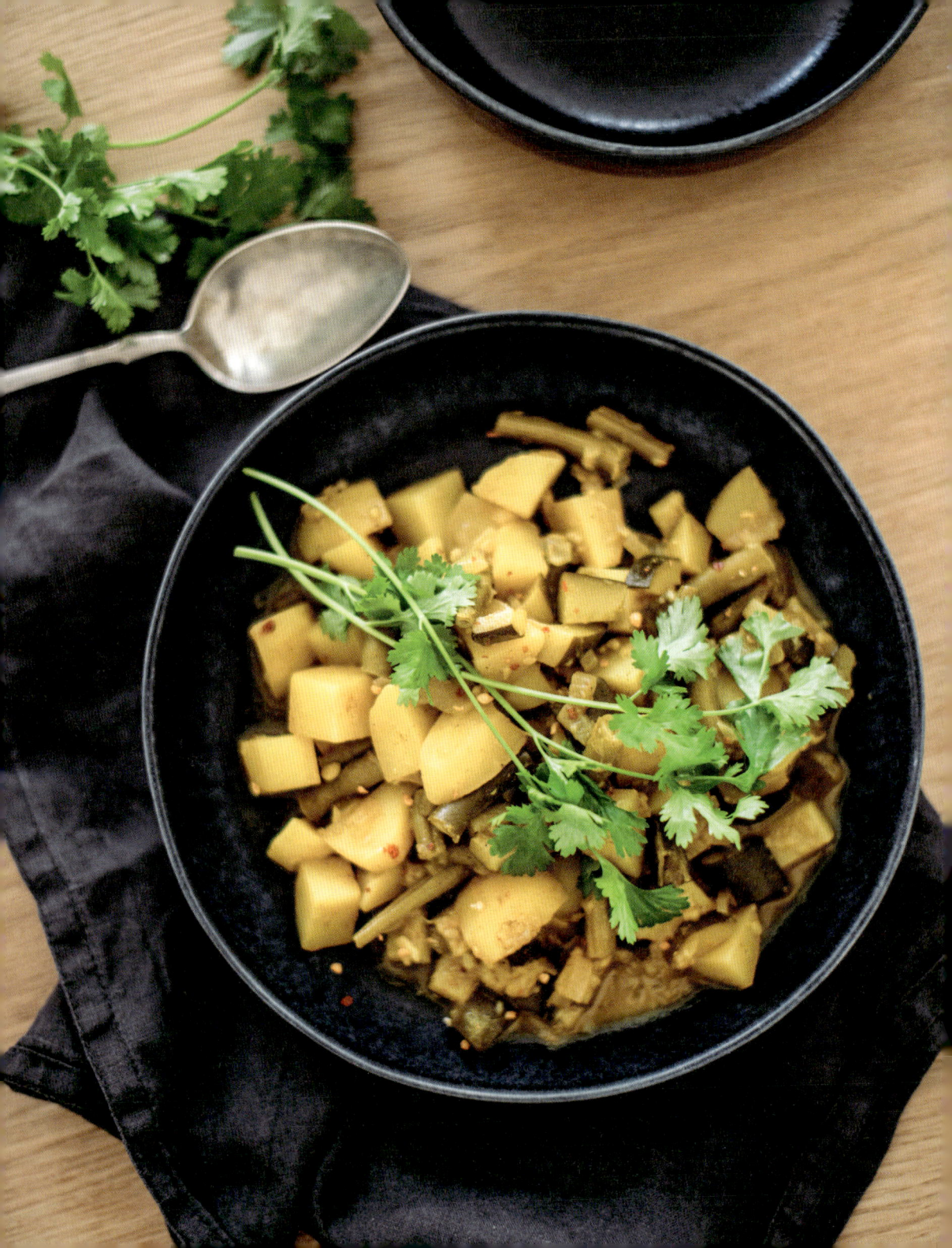

Kartoffelcurry mit Zucchini und frischen grünen Bohnen

Zutaten für 2 Portionen:

250 g festkochende Kartoffeln
(roh, geschält und klein gewürfelt)

1 kleine Zwiebel (fein gehackt)

1–2 Knoblauchzehen (fein gehackt)

1 kleine Zucchini (gewürfelt)

100 g frische grüne Bohnen
(geputzt und geschnitten)

⅛ l Weißweinessig

frisches Koriandergrün

Kokosöl, Salz, je ca. 1 TL
gemahlener Kreuzkümmel,
Kurkuma und Garam Masala,
Chili nach Belieben

Zubereitung:

2 EL Kokosöl in einer beschichteten Pfanne erhitzen, darin Zwiebel und Knoblauch glasig dünsten, danach unter kräftigem Umrühren rasch die Gewürze dazugeben und anrösten (nicht anbrennen lassen!). Mit Weißweinessig ablöschen und weiter kräftig rühren. Achtung, Geruchsentwicklung!

Kartoffeln zugeben und unter ständigem Rühren bei reduzierter Hitze 5 Minuten braten. Zucchini und grüne Bohnen dazugeben, weitere 5 Minuten braten, alles leicht salzen, mit ¼ l Wasser aufgießen und aufkochen lassen. Bei geschlossenem Deckel ca. 20 Minuten auf kleiner Hitze köcheln lassen. Gelegentlich umrühren und bei Bedarf noch etwas Wasser nachgießen.

Auf tiefen Tellern anrichten, mit frischem Koriander bestreuen und mit Chili individuell abschmecken.

Quinoa-Gemüse-Quarkauflauf

Zutaten für 6–8 Portionen:

500 g Quinoa

1 EL Gemüsebrühe-Pulver

2 Pkg. Quark (à 250 g)

1 Naturjoghurt (250 g)

2 EL Tomatenmark
(oder 2 EL Kormapaste)

1 kleine Dose Mais

je 1 rote und grüne Paprikaschote

2 große Karotten
(am besten violette)

Frische Peperoni oder Chili
nach Belieben

3 Knoblauchzehen

Thymian, Rosmarin, Basilikum,
Majoran oder Kräuter nach
Belieben (frisch oder getrocknet)

Salz, Pfeffer

etwas Butter

Semmelbrösel (Paniermehl)

250–300 g geriebener Käse

Zubereitung:

Quinoa in einem Sieb mit reichlich fließendem Wasser waschen, um den bitteren Geschmack auszuspülen. Quinoa mit Gemüsebrühe und der doppelten Menge Wasser (1 l) in einem großen Topf aufkochen. Zugedeckt ca. 10 Minuten köcheln lassen, dann den Herd abschalten und weitere 15 Minuten (oder länger) ausquellen lassen. Evtl. ein Geschirrtuch zwischen Deckel und Topf legen.

Gemüse putzen und in kleine Würfel schneiden oder raspeln. Nach Belieben Peperoni oder Chili fein hacken und zugeben. Mit Quark, Joghurt, gepressten Knoblauchzehen, Tomatenmark, Salz und Pfeffer verrühren.

In einer zweiten Schüssel die abgekühlte Quinoa mit den Kräutern, Salz und Pfeffer sowie 200 g vom geriebenen Käse vermischen. Backofen auf 220 °C Umluft vorheizen.

Auflaufform mit etwas Butter auspinseln und mit Semmelbröseln bestreuen, damit nichts anklebt. Abwechselnd mit Quinoa und Gemüsemischung auffüllen und mit Quinoa abschließen. Die Masse glattstreichen und gleichmäßig mit dem restlichen Käse bestreuen.

Im Backofen 5 Minuten garen, dann die Hitze auf 180 °C reduzieren und 30–40 Minuten fertig garen (im Zweifel gönne dem Auflauf ein paar Minuten mehr).

> **TIPPS:**
> Dazu passt Joghurt-Schnittlauch-Sauce (wenn du mit Tomatenmark würzt) oder Joghurt-Pfefferminz-Sauce (wenn du mit Kormapaste gewürzt hast).
> Am besten eignen sich für diesen Auflauf knackige Gemüsesorten, er kann aber leicht abgewandelt werden: z.B. als Hokkaidoauflauf im Herbst oder mit Spargel im Frühjahr. Wenn es schnell gehen muss, darf es auch eine Tiefkühl-Gemüsemischung sein. In diesem Fall die Joghurtmenge reduzieren, da das Tiefkühlgemüse Wasser abgibt.

Salate

Sellerie-Apfel-Salat mit Linsen

Zutaten für 4 Portionen:

120 g ungekochte Linsen
(z. B. Beluga-Linsen)

2 Äpfel

ca. 7 Selleriestangen

50 g Nüsse

Für das Dressing:

4 EL Olivenöl

1 Limette

2 EL Honig

2 Knoblauchzehen

gehackte Petersilie

etwas Senf

Salz und Pfeffer nach Bedarf

Zubereitung:

Frische Linsen am Vortag einweichen und am nächsten Tag laut Packungsanleitung kochen. Das gekochte Gewicht verdoppelt sich ungefähr, d.h. alternativ kannst du fertige Linsen aus der Konserve (400g Konserven sind abgetropft rund 240g Linsen) verwenden.

Limette über einer Salatschüssel auspressen. Äpfel waschen, in mundgerechte Würfel schneiden und mit dem Limettensaft vermengen, damit sie nicht braun werden. Sellerie kleinschneiden und unterheben.

In einer Tasse Olivenöl mit Honig und gepressten Knoblauchzehen vermischen und mit Senf, Salz und Pfeffer abschmecken. Bei Bio-Limetten kannst du den Abrieb der Schale auch unter das Dressing mischen. Das Dressing über dem Salat verteilen und alles gut vermengen. Im Kühlschrank mindestens 30 Minuten ziehen lassen.

Inzwischen Nüsse grob hacken und in einer Pfanne kurz anrösten. Anschließend Salat mit Linsen, gerösteten Nüssen und gehackter Petersilie anrichten.

Schneller Karotten-Ananas-Salat mit Frischkäse

Zutaten für 2 Portionen:

3–4 frische Karotten

1 kleine Dose Ananasstücke
(ungezuckert)

1 Becher Naturjoghurt (200–250 g)

1 TL Honig

1 EL Weißweinessig

1 TL Kokosflocken

1 Pkg. Cottage Cheese mit Kräutern

Salz, Pfeffer, frische Minze

Zubereitung:

Karotten fein raspeln und in einer Schüssel mit der abgetropften Ananas vermischen. Naturjoghurt mit Honig, Essig und Kokosflocken kräftig verrühren und mit Salz und Pfeffer abschmecken. Alles zusammen in einer großen Schüssel vermischen und den Salat mindestens 30 Minuten im Kühlschrank durchziehen lassen.

Portionsweise auf einem Teller anrichten, Cottage Cheese daraufsetzen und mit gehackter Minze und einer Prise Pfeffer dekorieren.

TIPP: Dazu passt frisches Walnuss-Vollkornbrot.

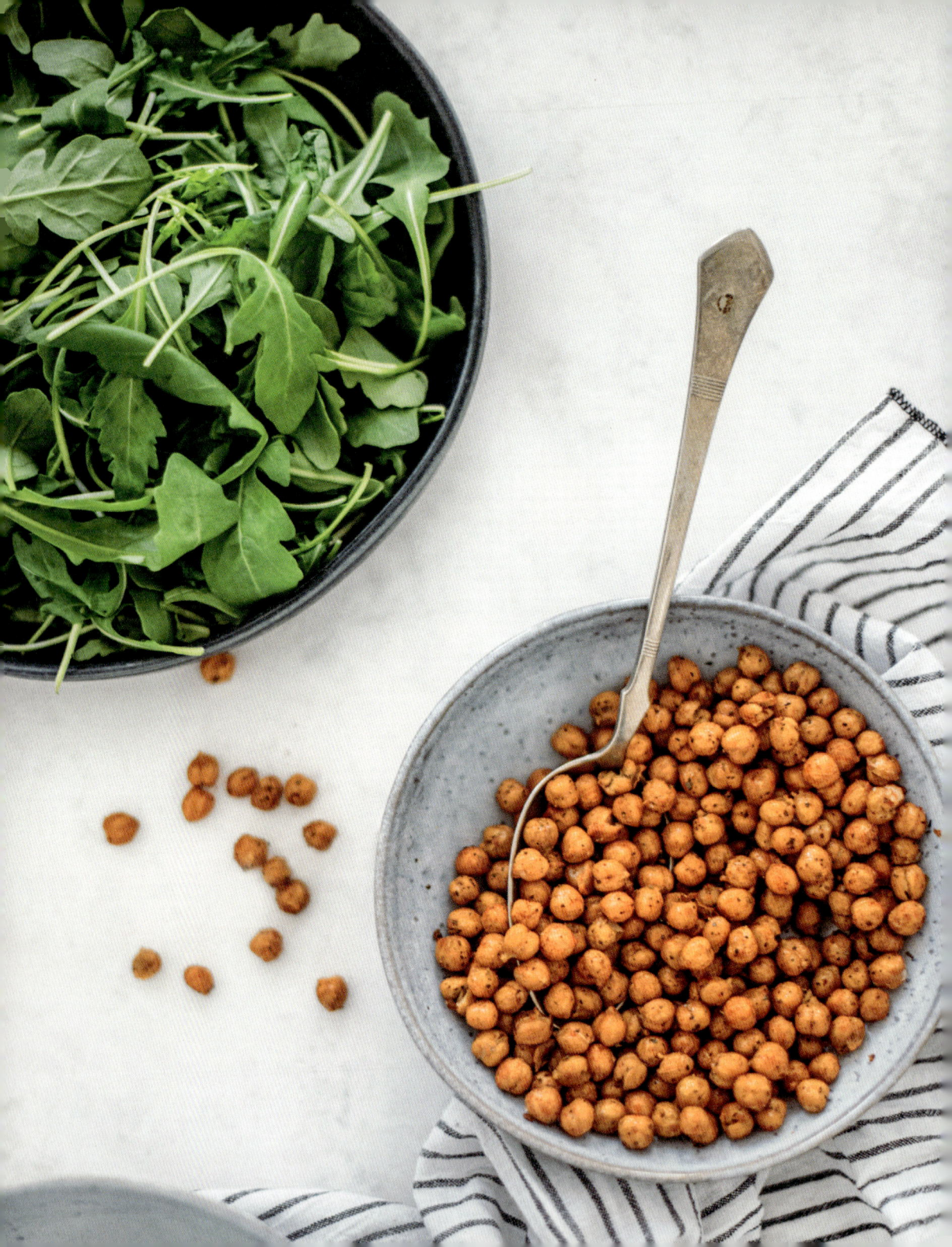

Frisch-knusprige Eiweißbeilage

Zutaten für 2 Portionen:

1 Dose vorgegarte Kichererbsen (abgetropft ca. 200–250 g)

2 EL Olivenöl

1 TL Paprikapulver

1 TL Gewürzmischung nach Belieben (z. B. asiatisch oder italienisch)

etwas Salz

Zubereitung:

Die Kichererbsen gründlich in einem Sieb abspülen, gut abtropfen lassen und abtrocknen.

Backofen auf 180–190 °C vorheizen und ein Backblech mit Backpapier auslegen. Mit einem Backpinsel mit etwas Öl bestreichen und darauf die Kichererbsen verteilen. Die Kichererbsen mit dem restlichen Öl bestreichen und ca. 20–30 Minuten im Ofen backen. Zwischendurch mehrmals umrühren und die Hitze reduzieren, sollten die Kichererbsen aufpoppen oder zu dunkel werden. Bei reduzierter Temperatur lieber 5 Minuten länger im Ofen lassen.

Dann herausnehmen, etwas abkühlen lassen und die noch warmen Kichererbsen in einer Schüssel mit den trockenen Gewürzen vermengen und etwas salzen.

SERVIERVORSCHLAG: Am besten frisch als Topping für Salate oder pur als eiweißreicher Knabbermix.

Tomaten-Quinoa-Basissalat mit Variationen

Zutaten für 4 Portionen:

1 Dose Tomatenstücke

1 große Zwiebel

2 EL Öl zum Braten

2–3 EL Tomatenmark

350 g Quinoa

1 EL Gemüsebrühe-Pulver

600–700 ml Wasser

Salz, Pfeffer

Zubereitung:

Zwiebel feinwürfelig schneiden und in etwas Öl in einer Pfanne anbraten. Wenn sie bräunen, Tomatenmark hinzugeben und kräftig weiterrühren, damit nichts anbrennt. Dann die Tomatenstücke hinzufügen (Achtung, die Flüssigkeit dampft und spritzt!). Weiter kräftig rühren.

Quinoa in einem Sieb kräftig mit Wasser abspülen und dann in die Pfanne geben. Gemüsebrühe-Pulver unterrühren, mit etwas Salz und Pfeffer würzen, dann mit Wasser aufgießen. Alles zusammen einmal sprudelnd aufkochen lassen, die Hitze zurückschalten und die Quinoa unter gelegentlichem Umrühren ca. 15 Minuten köcheln lassen.

SERVIERVORSCHLÄGE:

- Noch warm mit Petersilie, Pfeffer, Kümmel oder nach Belieben würzen. Auf einem Teller anrichten und frischen Feta darüberkrümeln.
- Abgekühlt hält sich der Salat einige Tage im Kühlschrank. Dazu schmecken eine frische Salatgurke, kalt daruntergemischt, und Feta.
- Zur kalten Tomatenquinoa passt auch wunderbar Babymozzarella. Dazu die Quinoa noch mit 1 TL Currypaste würzen und mit frischen Kräutern bestreuen.
- Zur warmen Quinoa passt gebratener Tofu.

Desserts

Gebackenes Obst im Tempura-Teig

Zutaten:

Obst, z. B. Banane, Erdbeere, Apfel, Pflaume, Mango oder gemischt

Für den Teig:

100 g feines Weißmehl

1 TL Backpulver

1 EL Rapsöl

Etwas Salz

150 ml prickelndes Mineralwasser (gekühlt)

Backofen zum Warmhalten

Backgitter

Zubereitung:

Die Früchte waschen, ggf. schälen und entkernen und in gleichmäßige Stücke schneiden.

Mehl, Backpulver und Rapsöl mit etwas Salz mit einem Schneebesen kräftig vermischen. Langsam das kalte Mineralwasser dazugießen und immer wieder gut verrühren. Der Teig sollte cremig vom Schneebesen tropfen und keine Mehlklumpen mehr enthalten.

Währenddessen Pflanzenöl in einem Topf erhitzen. (Ideal ist eine Fritteuse mit fixer Temperaturanzeige. Sonst zum Test einen kleinen Tropfen Teig in den Topf fallen lassen. Steigen die Teigtropfen schnell auf und blubbert es, dann stimmt die Temperatur.) Die gut abgetrockneten Früchte portionsweise je 2–4 Minuten im heißen Öl ausbacken und wenden, wenn sich der Teig zu wölben beginnt. Mit einer Schöpfkelle herausfischen und heißes Öl etwas abtropfen lassen.

Haftet der Teig nicht gut, am besten die Stücke vorher mit etwas Mehl bestäuben. Beim Ausbacken muss die Hitze manchmal leicht erhöht oder reduziert werden – je nachdem, ob der Teig sehr schnell bräunt. Das Ergebnis soll goldbraun sein.

Die fertigen Früchte können im Ofen warmgehalten werden, bis alles fertig ist. Danach auf Tellern anrichten und mit etwas Honig beträufelt servieren.

> **TIPPS:**
> - Schneller geht es, wenn man zu zweit arbeitet.
> - In dem Teig lassen sich auch Kräuter wie Minzblätter oder Salbei prima ausbacken!

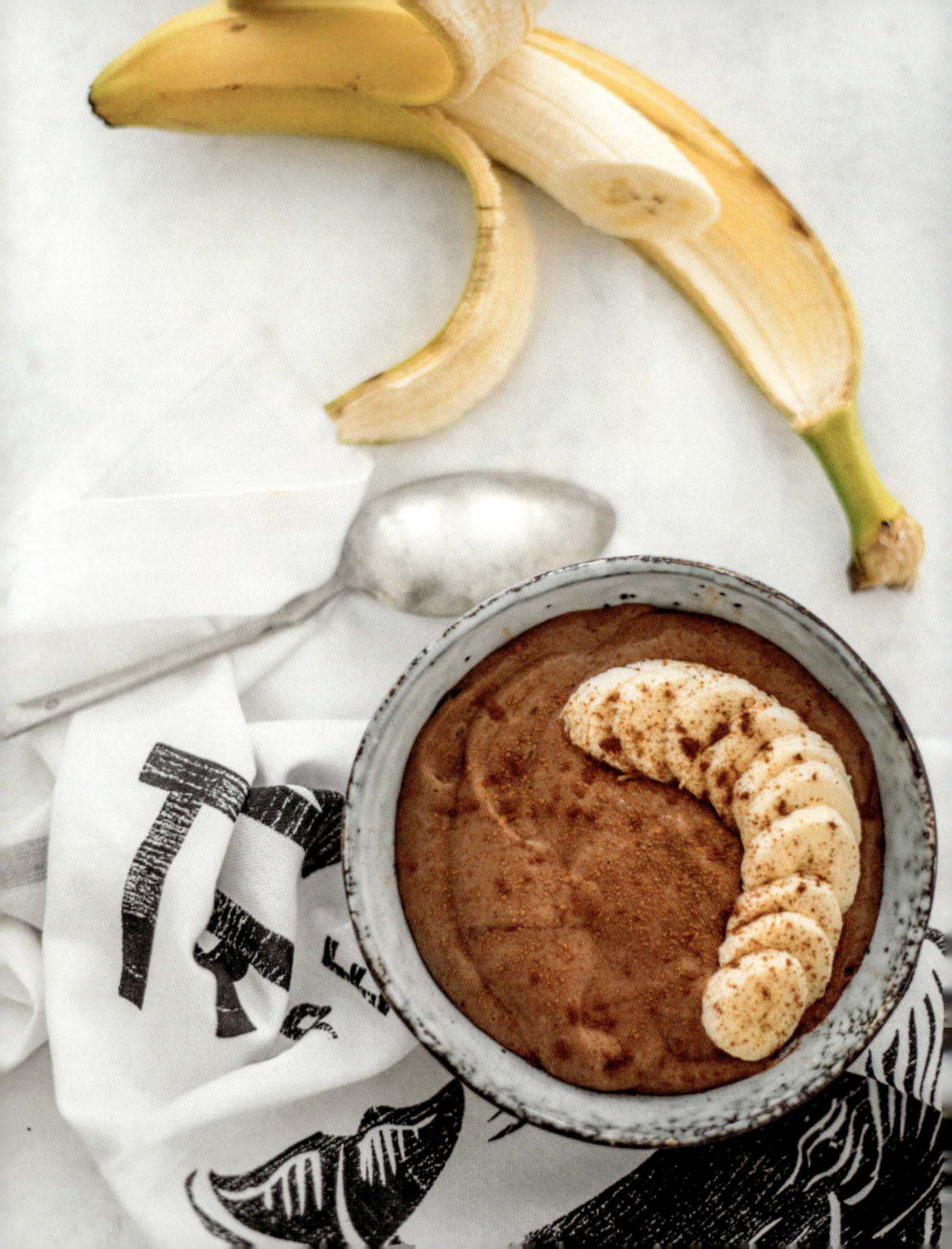

Schnelle Schoko-Bananen-Eiscreme

Zutaten für 2 Portionen:

2 gefrorene Bananen

1 EL Kakaopulver

1 Pkg. Bourbon-Vanillezucker und/oder etwas Zimt (nach Geschmack)

Außerdem: 1 Hochleistungsmixer (für kleine Mengen: Pürierstab)

Zubereitung:

Alle Zutaten so rasch wie möglich zu einer cremigen Masse mixen, damit sie nicht zerläuft. Am besten funktioniert es mit kurzen, kräftigen Stößen, nach denen du den pürierten Teil nach unten schiebst. Falls es beim ersten Mal nicht so gut klappt, am besten die Creme nochmals kurz einfrieren und dann weitermixen.

Wenn die Masse cremig ist, Kakao und Vanillezucker hinzufügen und nach Belieben mit etwas Zimt mixen. Mit einem kurzen Stoß untermixen und dann in vorbereitete Schüsseln füllen.

> **TIPP:** Als Topping eignen sich frische Früchte oder Honig-Salz-Nüsse (siehe unten), aber auch einige Schokostreusel.

Honig-Rosmarin-Salz-Knabbernüsse aus dem Backofen

Zutaten für 1 großes Glas:

500 g Nusskerne nach Belieben (z. B. Walnüsse oder Haselnüsse)

50 g Honig + 25 g Rohrzucker

je 1–2 TL Salz, gemahlener Rosmarin und Olivenöl

Zubereitung:

Backofen auf 170 °C Ober- und Unterhitze vorheizen. Ein großes Backblech mit ausreichend Backpapier oder Backfolie auslegen, damit die Nüsse nicht am Blech kleben.

Honig und Rohrzucker mit einem Schuss Olivenöl kräftig vermischen, dann Salz und gemahlene Kräuter unterrühren. Eine große Schüssel mit einem Backpinsel mit etwas Olivenöl ausstreichen. Die Nüsse hineinfüllen und gut mit der Glasur vermengen.

Dann die Nüsse gleichmäßig auf dem vorbereiteten Backblech verteilen. Am besten geht das mit zwei Holzspachteln – so bleiben die Finger sauber. Bleibt noch etwas Honigmischung in der Schüssel, diese noch über den Nüssen verteilen.

Die Nüsse ca. 3×5 Minuten im Backofen rösten und jeweils nach 5 Minuten wenden und gut umrühren, sodass sie von allen Seiten gleichmäßig geröstet werden. Danach den Backofen abschalten und das Blech mit den Nüssen bei leicht geöffneter Ofentür auskühlen lassen. So wird die Mischung so richtig knackig.

Die vollständig ausgekühlten Nüsse in ein luftdichtes Glas füllen. So halten sie sich etwa 14 Tage.

Snacks und kleine Mahlzeiten

Fächerkartoffeln mit Kräutern und Olivenöl aus dem Backofen

Zutaten für 2–3 Portionen:

festkochende heurige Kartoffeln
(ca. 150 g pro Person als Beilage,
250 g als Hauptmahlzeit)

Kräutermischung für Kartoffeln

grobes Salz

Olivenöl

Zubereitung:

Kartoffeln gründlich waschen (Schälen ist nicht notwendig). Die Kartoffeln quer in gleichmäßige Spalten schneiden; sie sollen im unteren Teil noch zusammenhängen, dabei hilft der Grillspieß. Am besten den Grillspieß beim Aufschneiden der Länge nach in die Kartoffel stecken. Backofen auf 200 °C vorheizen.

Einige Stücke Alufolie vorbereiten und die Kartoffeln je nach Größe einzeln, zu zweit oder zu viert darauflegen. Die Folie muss oben gut verschließbar sein. Jedes Päckchen vor dem Verschließen mit Kräutern und Salz bestreuen und etwas Öl darauf verteilen. Am besten mit den Fingern arbeiten, sodass alles möglichst tief in die fächerförmigen Schnitte eindringt.

Die Päckchen verschließen und mit der Verschlussstelle nach oben auf dem Backblech verteilen. Im Backofen etwa 45 Minuten garen. Zum Gartest mit einer kleinen Gabel die größeren Pakete anstechen, ob die Kartoffeln schon gar sind.

> **SERVIERTIPPS:**
> - Fürs Grillfest können die Fächerkartoffeln am Vorabend vorbereitet und am nächsten Tag in der Alufolie auf dem Grill wieder erhitzt werden.
> - Frisch passen sie prima zu Ofengemüse oder Quarkaufstrich, aber auch statt Pommes frites zu kurzgebratenem Fleisch.
> - Für ein schnelles Abendessen die fertigen Fächerkartoffeln vom Vortag ganz in Scheiben schneiden, mit Zwiebel, Paprika und beliebigen weiteren Zutaten in einer Pfanne anrösten und mit 2 verquirlten Eiern vermengen. Mit frischem Schnittlauch, gehacktem Rucola oder Kresse sind sie ein schneller Genuss.
> - Die Fächerkartoffeln lassen sich auch ohne Alufolie zubereiten! Backpapier verhindert, dass die Kartoffeln anbrennen.

> **TIPP:** Es lohnt sich, ein ganzes Blech voll vorzubereiten und die übrigen Kartoffeln (ohne Alufolie) im Kühlschrank aufzubewahren (hält bis zu einer Woche).

Beilage: Leinölkäse

Zutaten für 2 Portionen:

1 Pkg. Magerquark

1 Prise Salz

3–4 EL Leinöl

Zubereitung:

Alle Zutaten kräftig miteinander verrühren, bis eine cremige Masse entsteht. Keinen Pürierstab verwenden, sonst wird der Quark flüssig.

Wer Leinöl nicht mag, kann stattdessen Naturjoghurt und jede Menge frischer oder getrockneter Kräuter unter den Quark heben.

Selbstgemachte Bananen-Hafer-Ecken

Zutaten für ca. 24 Stück:

4–6 vollreife Bananen (geschält ca. 400 g)

300 g Haferflocken

120 g geröstetes Erdmandelmehl

50 g Erythrit (Süßungsmittel)

5 g Gewürzmischung (z. B. Kaffeegewürz)

100 g dunkle Schokolade (grob gehackt)

fein gemahlene Flohsamenschalen

Zubereitung:

Bananen mit einem Pürierstab fein pürieren. Von den Haferflocken die Hälfte zu feinem Haferflockenmehl vermahlen und die andere Hälfte ganz lassen. Die trockenen Zutaten gut miteinander vermengen. Mit einem Kochlöffel die Bananen rasch und gleichmäßig unter die trockenen Zutaten mischen. Es entsteht eine sehr feste, klebrige Masse. Nun die gehackte Schokolade unterarbeiten. Die Masse zugedeckt 30 Minuten ziehen lassen, damit die ganzen Haferflocken die Feuchtigkeit gut aufnehmen können.

Backofen auf 200 °C vorheizen, ein kleines Backblech mit Backpapier auslegen und großzügig mit den Flohsamenschalen bestreuen.

Mit einer stabilen Gabel die Masse gleichmäßig dick auf dem Backblech verteilen (das braucht etwas Geduld). Im Backofen zunächst 10 Minuten bei 200 °C backen, danach auf 180 °C reduzieren und die Ofentür kurz öffnen, um etwas Feuchtigkeit entweichen zu lassen. Nun noch mindestens 20–30 Minuten im Ofen weiter gleichmäßig durchbacken, dann abschalten, den Ofen einen Spalt öffnen und die Masse noch 15 Minuten ruhen lassen. Schließlich in handliche Schnitten schneiden.

Damit die Schnitten nicht aneinanderkleben, noch leicht warm in den gemahlenen Flohsamenschalen wenden und auf einem Gitter abkühlen lassen, dann in einen luftdichten Behälter schlichten.

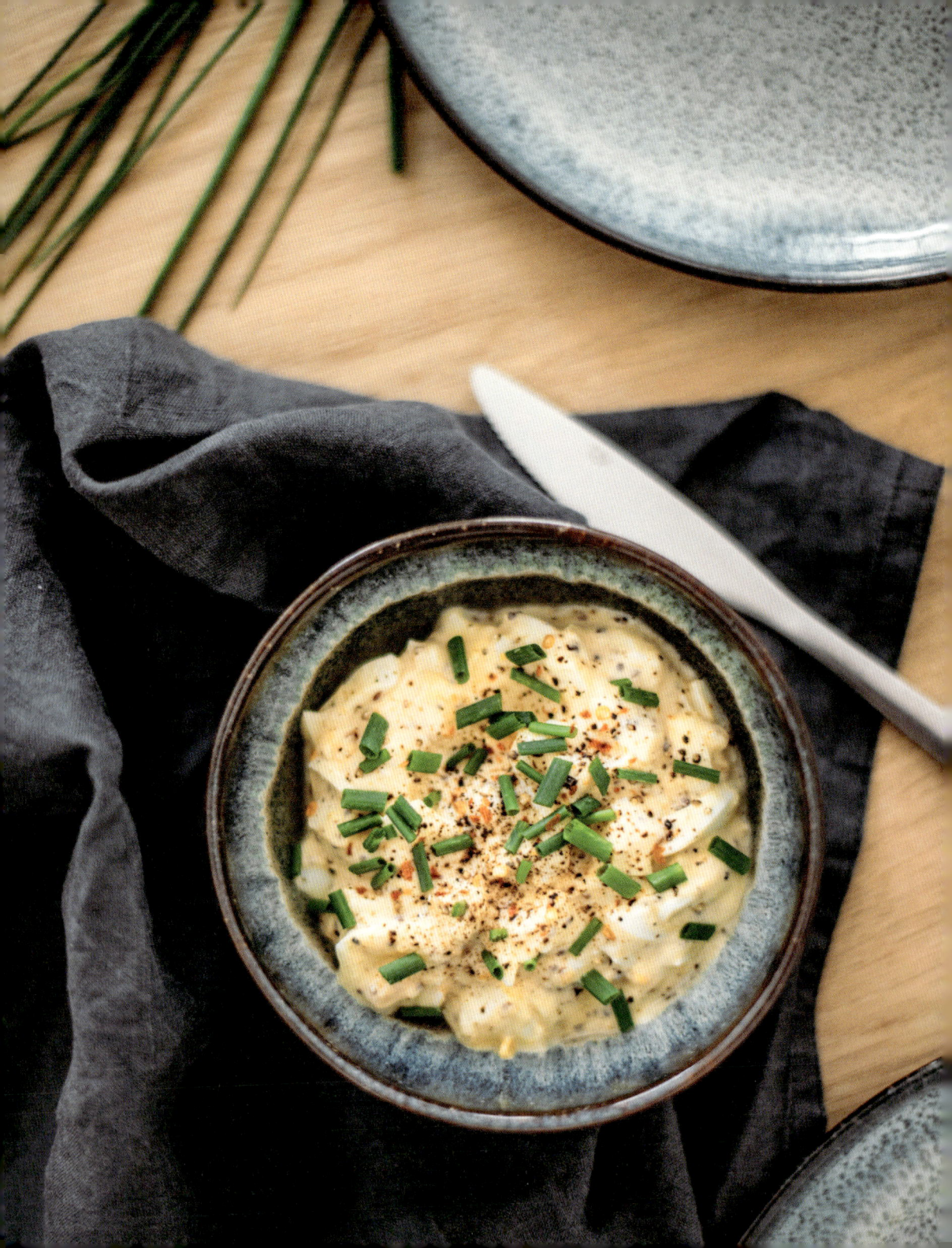

Eiaufstrich mit Vollkornbrot und Gemüse

Zutaten für 1 Portion:

2 hartgekochte Eier

1–2 EL Joghurt

je 1 kleiner Spritzer Senf und
Mayonnaise aus der Tube

Salz, Pfeffer, Chili, frische,
gehackte Kräuter nach Geschmack

Zubereitung:

Eier hart kochen. Mit kaltem Wasser abschrecken und mit dem
Eierschneider in Würfel schneiden. Die Würfel in einer kleinen
Schüssel mit einer Gabel mit Joghurt, Senf und Mayonnaise gut
vermengen. Mit Kräutern, Salz, Pfeffer und Chili abschmecken.

TIPP: Dazu passt körniges Vollkornbrot und frische Rohkost (z.B.
Paprika, Radieschen, Tomaten, Salatgurke).

Take-Aways: Ernährung bei Autoimmunthyreoiditis

- Wichtig ist es, Nährstoffmängel zu erkennen und zu beheben!

- Darmgesundheit = die Basis für Immungesundheit.

- Dein Körper muss sich sein Essen nicht verdienen. Du brauchst Energie, Baumaterial, Schmierstoffe. Iss, wenn du Hunger hast. Stresse deinen Körper nicht zusätzlich durch radikale Abnehmversuche.

- Dein Körper ist bereits durch eine chronische Erkrankung belastet – darum ist es für dich nochmal wichtiger, dich gut zu versorgen. Mehr wertvollen, frischen, abwechslungs- und nährstoffreichen Treibstoff im Alltag verwenden. Dann darf man ab und zu auch mal ohne schlechtes Gewissen „minderwertigeren" Treibstoff als Ergänzung genießen.

- Es gibt keine „richtige" oder „falsche" Ernährung bei Hashimoto. Keine Garantie dafür, bei genetischer Vorbelastung vom Ausbruch der Krankheit verschont zu werden und keine Heilung durch die Ernährung.

Wie unterstütze ich meinen Körper am besten? Komplementäre und alternative Therapiemöglichkeiten

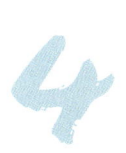

Die ungeschminkte Wahrheit ist: Dein komplettes System wird die typisch menschlichen „Fehltritte" des Lebens (arbeiten bis zum Umfallen, durchzechte Nächte, täglich Fastfood etc.) nicht so gut abfedern können wie das System eines Menschen ohne Grunderkrankung. Es endet nicht damit, die Ernährung zu ändern – es gilt, einen neuen Lebensstil zu finden, der wie angegossen passt.

Basis für ein gutes Leben mit der Autoimmunthyreoiditis ist eine respekt- und vertrauensvolle Beziehung zu einer guten Fachärztin oder einem guten Facharzt. Da Hashimoto im Verlauf weitere Krankheiten mit sich bringen kann, zahlt es sich aus, eine:n spezialisierte:n Endokrinolog:in oder ein Zentrum für Schilddrüsenerkrankungen für die langjährige Betreuung zu finden.

Die gute Arzt-Patient-Beziehung ermöglicht es erst, alle Beschwerden ungeschminkt und direkt anzusprechen.

In Absprache mit der behandelnden Ärztin gilt es, zusätzlich zur Schulmedizin die komplette Therapiepalette auszuschöpfen! Es gibt keine allgemein anerkannte Definition dazu, welche Ansätze unter alternative oder komplementäre Therapieverfahren fallen. Wenn schon nicht über die Definition, ist sich die Medizinwelt zumindest über eines einig: Diese Therapieverfahren ersetzen die Schulmedizin nicht, sie sind ergänzend einzusetzen.

Diese Kombination ist die ganzheitliche Therapie, die **Integrative Medizin**.

Mit diesem integrativen Ansatz schaffst du es, dein Therapiekonzept zu gestalten!

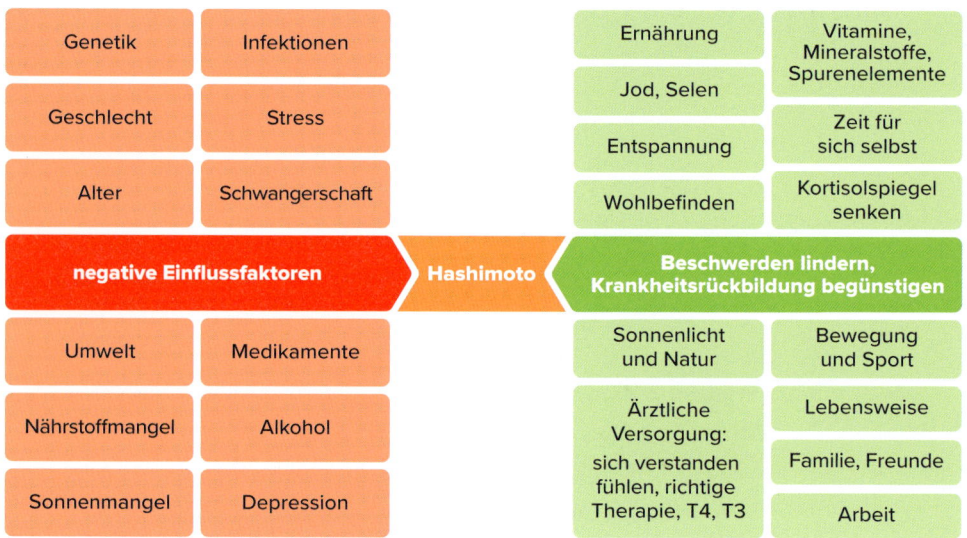

Einflussfaktoren bei Autoimmunerkrankungen

Die Studienlage ist für eine Therapieempfehlung für Hashimoto und andere Autoimmunerkrankungen leider unzureichend. Es ist nicht möglich, zu sagen: Halte das Therapiekonzept XY ein und alles wird gut.

Es ist komplex und unübersichtlich, statt einer Lösung gibt es unzählige!

Die Onlinesuche nach der Begriffskombination „Hashimoto heilen" bringt sage und schreibe 148.000 Ergebnisse. Es ist also nicht einfach, sich durch den Dschungel an Behandlungsansätzen durchzugraben.

Beispiele aus der Angebotspalette der komplementären bzw. alternativen Therapieformen:

Geist-Körper-Ausgleich: Yoga, Biofeedback, Hypnotherapy, Mindfulness Based Stress Reduction, Relaxation, (Fußreflexzonen-)Massage, ...

Phytotherapie: ätherische Öle, Teemischungen, Nahrungsergänzungsmittel, Auszüge, ...

Ganzheitliche Betrachtungssysteme: TCM, Akupunktur, Homöopathie, ...

Sonstiges: körperliche Bewegung, Selbsthilfeprogramme, ...

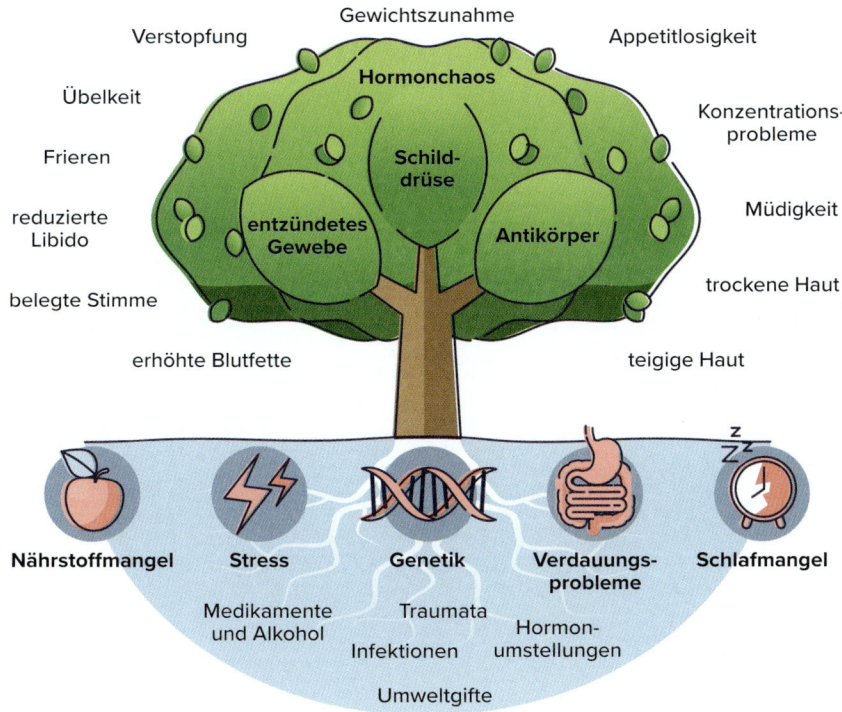

Auslöser und Symptomverstärker bei Hashimoto

Mittel zur Anregung der Selbstheilung sind kostenlos verfügbar:

- Regelmäßige Spaziergänge in der freien Natur stärken die Psyche und den Körper und lassen den Vitamin-D-Spiegel steigen. Selbst in der Stadt findet sich ein schöner Park mit alten Bäumen, wo du mal durchatmen und deine Seele baumeln lassen kannst.

- Viele Bewegungs- und auch Entspannungsprogramme finden sich mittlerweile gratis im Internet. Es ist nicht mehr wie früher, dass Yogaklassen unerreichbar sind, weil in der eigenen Gemeinde keine abgehalten werden.

- Das Beisammensein mit Freunden und Familie muss auch kein Geld kosten. Gemeinsam Wandern, Radfahren oder einfach telefonieren oder tratschen. Es finden sich Möglichkeiten, die Gemeinschaft jenseits von Völlerei und Alkohol zu genießen!

- Mit dem Rauchen und dem Alkohol aufzuhören, ist sicher nicht einfach – aber es ist nicht nur gesund, sondern hilft dir auch noch, Geld zu sparen! Das Gesparte lässt sich wieder in hochwertige, frische Biolebensmittel investieren. Eine klare Win-win-Situation, oder?

Wenn du Präparate und Behandlungen als Ergänzung zur ärztlichen Therapie verwendest, kannst du durchaus positive Wirkungen erzielen.

Unsere Psyche beeinflusst maßgeblich jedes Krankheitsgeschehen. Darum finde ich es nützlich, jede Möglichkeit, das eigene Wohlbefinden zu beeinflussen, aktiv wahrzunehmen – das Gefühl der Hilflosigkeit gegen die Krankheit zu bekämpfen und die eigene Zuversicht in die Heilung zu stärken!

Darum, wenn sich eine ergänzende Therapie-Methode richtig anfühlt, sich die Symptome bessern und es der eigene Geldbeutel zulässt – warum nicht?

Es gilt also die Ärmel hochzukrempeln und selbst auszuprobieren, welche Kombination an Therapien für dich persönlich passt, welche sich in dein Leben integrieren lässt:

- Was tut mir gut?
- Was passt zu mir?
- Was möchte ich machen?
- Was kann und möchte ich regelmäßig machen?
- Was halte ich selbst für absoluten Blödsinn und Geldverschwendung?

Du hast ab jetzt eine Entscheidung zu treffen: Du kannst mit deinem Schicksal hadern (siehe Kapitel Krankheitsphasen) oder du schaffst es, über dich selbst und diesen Punkt hinauszuwachsen.

Um die riesige Auswahl einzuschränken, gibt es nachfolgend eine kleine Auswahl der Varianten, die am häufigsten angeboten werden, und eine grobe Einstufung dazu, welche Methoden es wert sein könnten, in deinem Therapiekonzept in die engere Auswahl zu kommen.

Mehr davon: Gut für den Körper (und den Geist)

Wovon sollte ich mehr machen, um einen Schritt weiter an mein Ziel zu kommen?

Diese Einstellung hilft, von einem Fokus auf das Negative in die aktive Richtung zu kommen: Was kann ich dazu beitragen, mich besser zu fühlen?

Grundsätzlich gilt: Alles, was hilft, Stress zu reduzieren, trägt dazu bei, sich besser zu fühlen.

Wichtige Aspekte, um das System Mensch wieder in Balance zu bringen, sind:

Schlaf – die Basis für innere Balance

Ohne Schlaf können wir nicht überleben. Der Weltrekord liegt derzeit bei 266 schlaflosen (ärztlich überwachten) Stunden, das sind rund 11 Tage und Nächte ohne Nickerchen. Ratten sterben bereits nach 7 Tagen ohne Schlaf. Schlafentzug wurde und wird als Foltermethode eingesetzt, um Gefangene im Verhör gefügiger zu machen.

Aus solchen Experimenten und fragwürdigen Methoden wissen wir mittlerweile – Schlaf ist ein wichtiger Aspekt, um gesund zu bleiben. Wir regenerieren uns mental und körperlich, während wir schlafen.

Schlafmangel reduziert unsere mentalen Fähigkeiten, macht uns reizbar und schwächt unser Immunsystem. Außerdem erhöht Schlafmangel das Risiko für Herzkrankheiten, Diabetes und Übergewicht. Ganz davon abgesehen, dass wir unausgeschlafen dazu neigen, Wasser einzulagern, was unschöne Augenringe fördert.

Der individuelle Schlafbedarf schwankt bei den meisten Menschen zwischen sieben und acht Stunden pro Tag. Einige Menschen kommen mit weniger als sieben Stunden aus – andere wiederum brauchen mehr als neun Stunden, um sich wohlzufühlen. Es zählt hier nur die Zeit, die man auch tatsächlich im Land der Träume zugebracht hat! Nur im Bett zu liegen, heißt nicht, zu schlafen!

HINWEIS: Ein lästiger Mechanismus, der aber in der Steinzeit überlebenswichtig war: Wenn unser System mit dem Stresshormon Cortisol geflutet ist, sind wir in Alarmbereitschaft. Die Produktion unseres Einschlafhormons (= Melatonin) wird gedrosselt. Das führt dazu, dass wir gerade in besonders heftigen Lebensabschnitten, wenn wir die Erholung am notwendigsten hätten, nur sehr schwer einschlafen und selten ungestört durchschlafen können.

15 MYTHEN ÜBER DEN SCHLAF findest du hier.

Bewegung – vom Spaziergang bis zum Kraftsport

Die Maschine Mensch gehört bewegt.

Wir sind zum Laufen, Sprinten, Schlendern, Dehnen, Schwimmen, Hüpfen, Tanzen u. v. m. geboren – nicht, um gekrümmt stundenlang über der Tastatur unseres Computers zu kauern, um uns am Abend auf die Couch vor den Fernseher zu schleppen und später ins Bett.

Diese Inaktivität wird mittlerweile schon als „das Rauchen des 21. Jahrhunderts" bezeichnet. Weil es für Menschen genauso schädlich ist wie Nikotin – und wir genauso blauäugig das süße Nichtstun, die körperliche Inaktivität genießen wie noch vor einigen Jahren den Lungenzug voll blauem Dunst.

> *Jeder Körper profitiert von Bewegung.*

Mit zwei Minuten Bewegung pro Stunde – einmal aufstehen und kurz herumgehen – erhältst du dir deine Gesundheit besser als mit einem Fitnesscenterbesuch, der nur einmal pro Woche stattfindet.

Quantität geht laut aktuellen Studien über Qualität, wenn wir über Bewegung sprechen!

Das liegt daran, dass unser Alltag immer mehr dazu führt, dass unser Körper mit Stresshormonen geflutet wird. Beim Liegen vor dem Fernseher oder dem Sitzen vor dem Computer werden die Stresshormone nicht abgebaut. Bewegung hilft durch die Ausschüttung von Glückshormonen wie Endorphinen dabei, die aufgestauten Stresshormone abzubauen und wieder in Balance zu kommen.

Dabei baut leichte Betätigung wie der Fußweg zum Bäcker Stress ab, Leistungssport dagegen erhöht das Stresslevel. Für alle Normalbürger liegt das Optimum also irgendwo dazwischen. Laufen aus Spaß an der Bewegung – und warum nicht einmal im Jahr beim Charity-Lauf in der eigenen Gemeinde mitmachen und vorher etwas trainieren, um gut abzuschneiden?

Idealerweise sollte der tägliche Sport nichts mit Gewichtsverlust und Leistung zu tun haben, sondern Freude machen, Lust am Leben und der Bewegung fördern, schlichtweg keinen Zweck verfolgen. Als Vorbild sollten uns unsere Kinder dienen: Bewegung um der Bewegung willen.

Gerade bei Erkrankungen profitiert man besonders davon, Bewegungsarten zu finden, die Spaß machen, in den individuellen Alltag passen und damit über längere Zeit regelmäßig ausgeübt werden!

Bewegungsarten, die sowohl psychisch entspannen als auch physisch stärken, während die Muskeln benutzt und die Sehnen gedehnt werden. Bei denen das Gedankenkarussell einfach einmal abschalten kann! Verlagert man die Aktivität auch noch regelmäßig ins Freie und genießt die Sonnenstrahlen und die Natur, kann (fast) nichts mehr schiefgehen.

Beispiele für besonders entspannende Bewegungsarten sind u. a. Pilates, Yoga, Qigong, Tai-Chi, Zumba, Schwimmen, Radfahren und Walking. Vieles davon lässt sich auch in der Gruppe machen – oder mit der Familie und mit den Kindern. Das bringt noch einen sozialen Aspekt hinzu und kann den individuellen Stresslevel im Körper weiter senken.

Gerade Yoga solltest du eine Chance geben – aufgrund der vielen gesundheitlichen Vorteile:

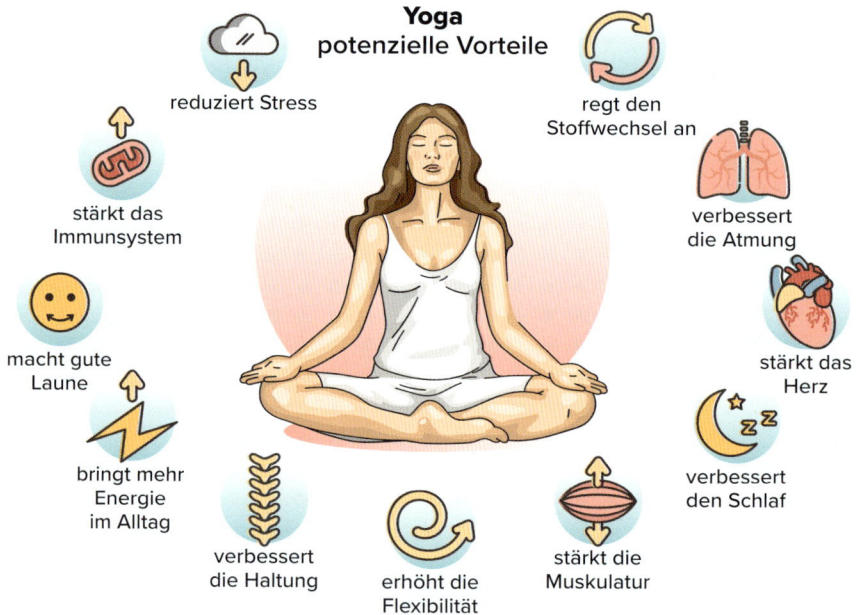

Yoga – potenzielle Vorteile

Wer eher introvertiert veranlagt ist und besser entspannen kann, wenn keine anderen Menschen in der Nähe sind: Auch hier spricht nichts gegen Bewegung. Das meiste lässt sich auch allein machen. Ich kann Trampolin- oder Seilspringen, Schwimmen und Slacklining sowie Radfahren und Klettern empfehlen.

Ganz ohne Ausrüstung geht es auch: Es reicht ein gutes Lied im Radio – ausgelassen unkontrolliertes Tanzen, als ob einem niemand zusieht!

Entspannung im Tumult des Alltags finden und tägliche Auszeiten nehmen

Chronischer Dauerstress bringt Kopf und Körper aus dem Gleichgewicht. Rund um die Uhr erreichbar sein, Job, Familie, Haushalt, Freiwilligentätigkeit, Vereine, Hobbys, und jetzt soll auch noch Zeit für Entspannung gefunden werden?

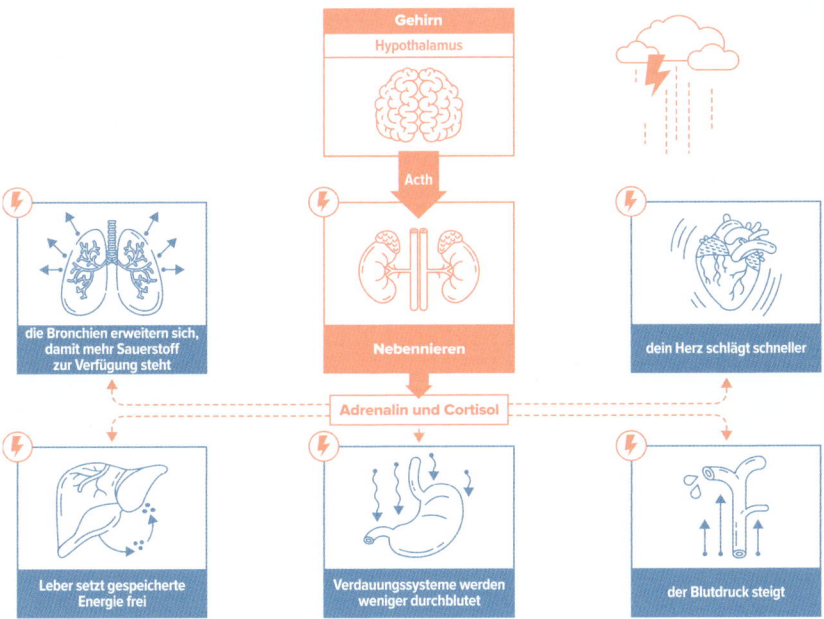

Was löst Stress im Körper aus?

Vieles davon mag abgedroschen klingen, aber Hand aufs Herz: Denk in Ruhe nach, wann hast du das letzte Mal etwas *regelmäßig* gemacht, das nur für dich selbst war? Nur du und etwas, das dir Spaß macht, das dich tief durchatmen lässt und erdet?

Ich wage fast die Hand ins Feuer zu legen, dass sich drei Viertel der Leser:innen schwertun, ein Beispiel zu finden.

Daher eine Liste an Anregungen für Aktivitäten, die den körperlichen und psychischen Stress senken können, indem der Cortisolspiegel im Körper sinkt:

- Achtsamkeitsübungen helfen dabei, die eigenen Gedanken und den Fokus in die Gegenwart zu bringen. Nicht ständig über die Vergangenheit nachgrübeln und auch nicht die To-do-Liste für morgen geistig durchgehen.

- Atemübungen sind die besten Anfängerübungen und liegen für mich zwischen Meditation und Achtsamkeit. Das Atemmuster 1:2, also tief einatmen und doppelt so lange ausatmen, wirkt beruhigend auf das ganze System. Es ist schwer, sich in etwas so richtig wütend hineinzusteigern, wenn man parallel seine Atmung tief und entspannt hält.

- Meditative Atemübung mit einer Portion Achtsamkeit im Hier und Jetzt: Noch eine gute Anfängermethode, die täglich anfangs fünf Minuten lang gemacht werden sollte und später auf bis zu 15 Minuten gesteigert werden kann, aber nicht muss. Dabei sitzt man entspannt in aufrechter Position auf einem Stuhl. Die Hände liegen locker auf den Oberschenkeln. Die Augen können offen bleiben. Meist ist die Übung anfangs mit geschlossenen Augen einfacher durchzuführen. Was noch wichtig ist – niemand darf in den nächsten 5 Minuten stören. Das Handy sollte maximal als Timer genutzt werden! Jetzt ist es die einzige Aufgabe, die eigene Konzentration immer wieder auf die Beobachtung des eigenen Atems zu lenken. Es geht nicht darum, den Atem zu kontrollieren, er soll fließen, wie es gerade angenehm ist. Bemerke, wie sich die Bauchdecke beim Einatmen hebt und beim Ausatmen senkt.

- Tagebuch schreiben, den Fokus auf die positiven Dinge des Lebens lenken

- Grenzen setzen, nein sagen lernen
- dic cigene Zeit, die eigenen Reserven gut einteilen
- uvm.

Emotionaler Ausgleich: Soziale Kontakte pflegen

Wenn niemand da ist oder niemand zuhört, um über die eigenen Sorgen, Ängste und Symptome zu sprechen, erzeugt das enormen psychischen Stress, und auch unser Körper leidet unter den Stresshormonen (Adrenalin, Cortisol), die ständig das System fluten.

Selbsthilfegruppen können hier gerade bei chronischen Erkrankungen den fehlenden Rückhalt bieten. Die Möglichkeit, sich mit anderen Betroffenen auszutauschen über die Symptome und die Therapie, einfach über das Leben mit Hashimoto. Es fällt auch meist leichter, sich zu öffnen, wenn man genau weiß: Hier sind Menschen, die das Gleiche durchgemacht haben. Niemand wird mich als Simulant:in oder Faulpelz abstempeln, wenn ich über die Probleme im Alltag mit meiner chronischen Erschöpfung erzähle. Weil mindestens einer in der Gruppe etwas Ähnliches erlebt, gefühlt, gedacht hat. Natürlich soll sich dein Leben nicht allein um die Krankheit drehen, aber die Krankheit wird ein Begleiter im Leben werden, der seinen Platz finden muss.

Reduzieren oder ganz weglassen?

Egal welche kurzfristige Entspannung wir bei (legalen und illegalen) Drogen empfinden mögen – Stoffwechsel, unser ganzer Körper und Geist sind nicht darauf ausgelegt, einer Dauerbelastung standzuhalten.

Was allen Substanzen gemein ist: Sie sind Gift und erhöhen auf Zellebene den Stress im Körper. Die freien Radikale (ROS) müssen inaktiviert werden. Dabei hilft uns neben den Antioxidantien aus der Nahrung auch der Körper mit eigenen Systemen, die aber wiederum für den Prozess einen stetigen Nachschub an Mikronährstoffen brauchen. Zudem sind Rauchen und Alkoholgenuss nicht selten mit einem allgemein eher ungesunden Lebensstil verbunden.

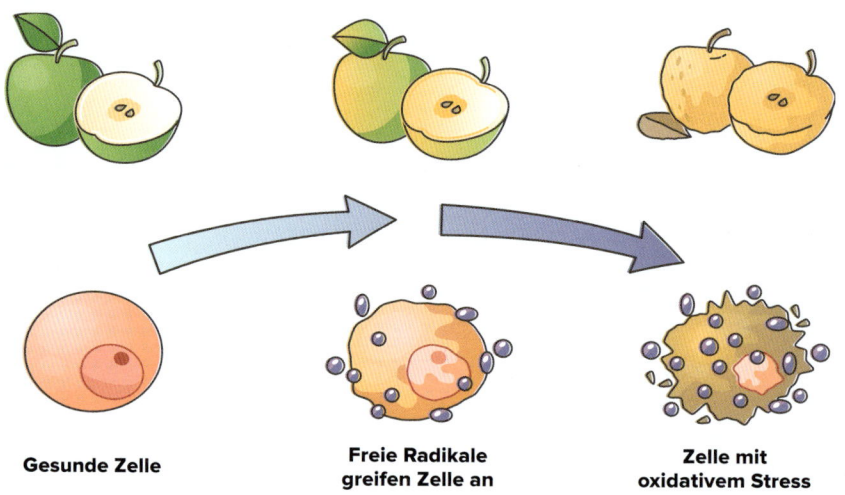

Gesunde Zelle   **Freie Radikale greifen Zelle an**   **Zelle mit oxidativem Stress**

Unsere Zellen unter oxidativem Stress

Dabei geht es sicher nicht darum, keine kubanische Zigarre zu rauchen, weil man gerade bei einem Polterabend eingeladen ist und gerne mal kosten möchte.

Auch ein Gläschen guter Rotwein ab und an hat eine gewisse positive Wirkung auf unseren Körper! Wenn es nicht täglich der Fall ist und die Menge nicht dann doch auf eine Flasche oder mehr anwächst.

Auch manche chemische Drogen werden derzeit sogar in einigen Studien auf ihre Wirkung gegen psychische Erkrankungen getestet, und zwar unter dem Begriff „Mikro-Dosierung". Ich rate aber tunlichst vom Selbstversuch ab. Das Beispiel soll einfach zeigen, dass Paracelsus recht hatte:

Die Dosis macht das Gift!

Die Abwägung zwischen kurzfristigem Vergnügen und langfristigen Folgen ist nicht immer einfach. Suchtmittel machen es uns schwer, rational zu denken. Alkohol, Nikotin, generell Drogen und Suchtmittel stimulieren das Belohnungssystem in unseren Gehirnen.

Gerade bei gesellschaftlich anerkannten Drogen wie Alkohol ist es schwierig, den fließenden Übergang zwischen Genuss und gesundheitsschädigenden Mengen zu bemerken. Noch schwieriger wird es, die Grenze nicht zu überschreiten, wenn eine genetische Vorbelastung vorhanden ist.

Besonders mit einer bestehenden Autoimmunerkrankung sind Genussgifte einfach nicht der richtige Anreiz für unser Immunsystem, um wieder für statt gegen uns zu arbeiten.

Abstinenz ist langfristig noch immer die gesündeste Lösung!

Alkohol

Alkohol scheint in einigen Studien eine minimale Schutzwirkung vor Autoimmunerkrankungen zu haben (warum, ist noch immer unklar). Demgegenüber stehen jedoch die absolut deutlichen negativen Auswirkungen von Alkohol, darum ist er beim besten Willen nicht als Therapie zu empfehlen!

Alkohol, besser gesagt Ethanol und noch genauer die Abbauprodukte daraus, sind Zellgifte und haben folgende Wirkungen auf uns:

- Die Nervenreizleitung wird reduziert – daher kommen die lallende Sprache, der torkelige Gang und die verlangsamte Auffassungsgabe.
- Die Leber leidet – als Hauptentgiftungsorgan versucht sie ihr Bestes. Wenn häufig Alkohol getrunken wird, vergrößert sie sich sogar, um der Aufgabe nachzukommen. Langfristig geben die einzelnen Leberzellen nach und nach auf, ähnlich dem Prozess in der Schilddrüse – doch in diesem Fall hundertprozentig selbst verursacht.
- Frauen können Alkohol noch schlechter verwerten als Männer, daher bildet sich bei Frauen auch schneller eine alkoholische Fettleber aus.

- Das Endstadium der Leberschädigung ist die Leberzirrhose, das Gewebe verhärtet sich und arbeitet schlussendlich gar nicht mehr. Hier hilft nur mehr eine Transplantation!
- Entzündungsprozesse im Körper werden befeuert.
- Die Bakterienvielfalt im Darm wird reduziert.
- Bluthochdruck und Herzmuskelerkrankungen werden wahrscheinlicher.
- Sowohl die Magenschleimhaut (Gastritis) als auch die Bauchspeicheldrüse (Pankreatitis) können sich entzünden.
- Der Fettabbau wird gehemmt, da die Leber Wichtigeres zu tun hat, nämlich uns vor dem toxischen Ethanol zu schützen.
- Energie wird vermehrt in die Fettspeicher des Körpers eingelagert (optisch wunderbar am Bierbauch ersichtlich).
- Krebserkrankungen treten häufiger auf.
- Gehirngewebe kann bei Alkoholiker:innen sogar schrumpfen. Bei Jugendlichen zeigt sich häufiger Alkoholkonsum sogar noch Jahre später in Gehirnscans. Da die Entwicklung noch nicht abgeschlossen ist, kann das Komasaufen am Wochenende langfristig einige IQ-Punkte kosten!
- Und last but not least: Man behauptet zwar, angeheitert leichter anbandeln zu können – negativ ist, dass Alkohol sowohl die Stehfähigkeit als auch -festigkeit des männlichen Geschlechts negativ beeinflusst und die sexuelle Empfindungsfähigkeit herabsetzt – bei Männern wie bei Frauen. Klingt nicht vielversprechend, oder?

Rauchen

Gerade bei Autoimmunerkrankungen werden die Trigger für den Ausbruch der Erkrankung gerne genau unter die Lupe genommen.

Es zeigt sich, dass Raucher:innen sehr viel häufiger an Morbus Basedow (Graves' Disease) erkranken als Nichtraucher:innen, dafür aber seltener an Hashimoto. Man hat jedoch auch nichts davon, eine Autoimmunerkrankung gegen eine andere zu tauschen. Rauchen ist also auch keine Therapie, sondern mehr ein Faktor, der Autoimmunerkrankungen (und weitere Erkrankungen) fördert und daher keinen Platz im eigenen Leben finden sollte.

Die besten Argumente gegen den blauen Qualm bei Hashimoto:

- Rauchen begünstigt bei bestehender Hashimoto-Thyreoiditis die Verschlechterung im Verlauf, denn es erhöht die Wahrscheinlichkeit für eine chronische Schilddrüsenunterfunktion.
- Sowohl aktives als auch passives Rauchen scheinen die Schilddrüsenfunktion des Ungeborenen negativ zu beeinflussen. Wurden also sowohl eine genetische Vorbelastung für Hashimoto als auch Tabakrauch mit in die Wiege gelegt, steigt das Risiko für den Krankheitsausbruch im späteren Leben.
- Besonders problematisch im Zusammenhang mit Hashimoto ist der derzeitige Wissensstand, dass Nikotin Gefäßverkalkungen fördert. In Kombination mit den Auswirkungen von Hashimoto steigt damit die Gefahr von chronischen Herz-Kreislauf-Erkrankungen deutlich an!
- Der Blutdruck steigt bei Raucher:innen im Vergleich zu Nichtraucher:innen ebenfalls an, was der Gefäß- und der Herzgesundheit langfristig schadet.
- Nikotin wird am Ende der Kette über die Leber abgebaut, die Endprodukte werden dann über die Nieren im Harn ausgeschieden. Die Leber brauchen wir bei Hashimoto so unbelastet wie möglich, da hier ein großer Teil der Schilddrüsenhormone in die aktive Form umgewandelt wird.

Die Beweislast ist stark genug, um hier ebenfalls die Empfehlung auszusprechen – Finger weg davon! Das gilt auch für die elektrischen Nikotinverdampfer!

Such dir davon aus, was dir guttut

Pro- und Präbiotika

Das menschliche Darmmikrobiom ist seit einigen Jahren der „Hotspot" der Forschung. Neben unseren Genen haben die kleinen Bakterien in unserem Darm riesigen Einfluss auf unser Leben.

Was wir noch nicht genau wissen: Welches Mikrobiom ist individuell das gesündeste?

Wissenschaftlich ist noch nicht geklärt, ob sich die Bakteriengemeinschaft dauerhaft durch frisch geschluckte neue Stämme verändern lässt oder nicht.

Die Kraft der Pflanzen: Phytotherapie aus dem Vorratsschrank

Die Kraft der Pflanzen ist auf vielfältige Weise einsetzbar.

- Achtung: Ihre Wirkung darf nicht unterschätzt werden, nur weil sie „natürlich" sind. Insbesondere bei Schwangeren, Stillenden, Babys und Kleinkindern ist Vorsicht geboten. Manche pflanzlichen Wirkstoffe können z. B. Fehlgeburten begünstigen.
- Bei Einnahme sind allergische Reaktionen möglich, bei größeren Mengen auch Vergiftungen.
- Daher gilt: Im Zweifel immer Expert:innen zu Rate ziehen!

Gerade zur Linderung von Symptomen, die mit Hashimoto einhergehen, bietet die Pflanzenwelt ein weites Spektrum an Möglichkeiten. Folgende Pflanzen haben besonderes Potenzial, Symptome zu lindern, bis die Hormondosis wirklich gut eingestellt ist. Ebenfalls können gezielt eingesetzte pflanzliche Helferlein kleinere Stolpersteine aus dem Weg schaffen, die keiner Anpassung der Medikamentendosis bedürfen. Keine dieser Pflanzen kann allerdings eine Hormonersatztherapie ersetzen.

- **Verstopfung:**
  Flohsamenschalen (mit reichlich Wasser eingenommen) regulieren die Verdauung.
  Etwas Chili regt die Verdauungstätigkeit an, wenn es gut vertragen wird.
- **Blähungen** zusätzlich zur Verstopfung:
  Kümmel, Anis und Fenchel helfen als Gewürze im Essen oder als Tee dabei, die Blähungen schmerzfreier ablaufen zu lassen.

- Generelle Bauchschmerzen, **Verdauungsbeschwerden**:

  Nicht nur Babys profitieren von einer Massage.

  Majoran, Kümmel, Fenchel und Anis mit einem fetten Öl frisch gemischt und sanft kreisend im Uhrzeigersinn einmassiert, haben schon so manchem Darm wieder auf die Sprünge geholfen.

  Auch Pfefferminzöl, in Kapseln oder als Tee genossen, kann sich als Kur positiv auf den Verdauungstrakt auswirken.

- Generelle **Erschöpfung**:

  Rosmarin regt den Kreislauf an, sowohl in Form von Tee als auch als Badezusatz oder im Essen als Gewürz.

  Kaffee – nicht nur in der flüssigen Form, auch als Aroma geschnüffelt – belebt die Geister.

  Frische Ingwerwurzel als Tee zubereitet, 1–2 Tassen pro Tag am Vormittag genossen, kann einen Energieschub geben. Ingwer am Abend würde ich eher meiden, um den Schlaf nicht zu beeinträchtigen.

- **Stimmungstiefs:**

  Johanniskraut, Passionsblume, Ylang Ylang, Lavendel und Zitrusdüfte (Orange, Mandarine, Bergamotte, Zitrone uvm.) schaffen Abhilfe. Johanniskraut ist im Sommer mit Vorsicht zu genießen, da es Hautreaktionen in Kombination mit der Sonnenstrahlung hervorrufen kann.

- **Frieren**, Kälteempfindlichkeit:

  Rosmarin regt die Durchblutung sehr gut an. Am besten eine halbe Stunde vor dem Aufenthalt im Freien einmassieren, damit ist es schon mal um einiges wärmer!

- **Heiserkeit:**

  Langfristig geht es darum, die Hormone ins Gleichgewicht zu bringen, die Schleimhäute im Hals-Rachen-Raum zu pflegen und die Stimme zu schonen. Gurgeln mit Rosenhydrolat kann hier die Symptome lindern.

- **Muskelschmerzen:**

  Johanniskrautöl, selbst angesetzt und gezielt einmassiert, wirkt wunderbar, aber auch Cajeput, Weihrauch, Rose, Schwarzkümmel, Schafgarbe und Majoran können zusätzliche Linderung bringen, wenn sie einmassiert werden.

  Hier zeigt sich der Vorteil der lokalen Anwendung, da die Gewürze und Kräuter, die über die Nahrung aufgenommen werden, ihre Wirkung eher im Verdauungstrakt direkt entfalten und nur zu einem kleinen Teil in den weiter entfernten Zellen im Körper wirken können.

- **Konzentrationsschwierigkeiten:**

  Alles, was mit dem Geist zu tun hat, geht am schnellsten über die Nase. Ätherische Öle unterstützen hier sehr gut, wenn gerade gar nichts mehr geht.

  Im Studium hilft es z.B., mit einer eigenen Ölmischung in der Nase zu lernen und dieselbe während der Prüfung zu schnüffeln, damit unser Gehirn leichter die Verbindung zwischen dem bereits Gelernten und dem Gefragten herstellen kann.

- **Schlafprobleme:**

  Lavendel – nicht zu viel, sonst tritt die gegenteilige Wirkung ein und es kommt zu Schlaflosigkeit.

  Hopfen, als Tee genossen, verbessert die Schlafqualität.

  Passionsblume ist in vielen Präparaten enthalten, um den Schlaf zu verbessern.

Dieser Bereich ist jedoch so umfangreich, dass nicht alle Hinweise Platz finden. Es soll lediglich eine Anregung sein, welche Möglichkeiten es noch gibt, um sich besser zu fühlen!

Sprich mit deiner Ärztin, deinem Heilpraktiker oder deiner Apothekerin, such dir eine Aromatherapeutin und nutze die Kombination aus klassischer Schulmedizin und der Unterstützung der Kraft der Natur für mehr Wohlbefinden!

Aromaöle

Besonders hier ist es sinnvoll, sich in fachkundige Hände zu begeben! Ideal an dieser Vorgehensweise ist auch, dass es möglich ist, sich seinen Duft zu „erschnüffeln", da die gängigen Öle für Riechproben (fast) alle im Probenkoffer bzw. -schrank vorrätig sind. Diese Vorgehensweise bringt Sicherheit und erspart Enttäuschungen im Vergleich dazu, selbst mit unbekannten Ölen aus dem Onlinehandel zu experimentieren.

Ätherische Öle sind in der Aromatherapie auf vielfältige Weise einsetzbar. Ich liebe die sanften und auch die intensiven Düfte der Natur sowohl zur seelischen Unterstützung als auch gegen geistige Müdigkeit und Erschöpfung. In Form von entspannenden Massagen, Badeölen, Raumbeduftung, Riechstiften, Aromaanhängern uvm. können die vielfältigen Düfte dich begleiten.

Ob und wie ätherische Öle unsere Hormone beeinflussen, darüber wird noch wissenschaftlich diskutiert.

Akupunktur, Craniosacral- und Energiearbeit

Die liebevolle Konzentration auf das eigene Befinden und eine verständnisvolle Begleitung durch die Behandlung – egal, ob man an die Wirkung glaubt oder nicht –, allein diese Faktoren wirken schon seelisch so ausgleichend, dass jede weitere Wirkung ein zusätzlicher Bonus ist.

Große Vorsicht würde ich walten lassen, wenn mir jemand vorschlägt, Medikamente abzusetzen, ohne dieses Vorgehen mit meiner behandelnden Ärztin zu besprechen.

Wenn dir Pulver, Kapseln u. Ä. angeboten werden, die praktischerweise auch gleich bei der Behandlung gekauft werden können, frag doch mal:

1. Warum ist dieses Produkt besser als das der Konkurrenz?
2. Beziehen Sie Ihr Wissen aus einer Schulung des Herstellers oder haben Sie diese Produkte auf eigene Initiative recherchiert und ausgewählt?

3. Wurden die Produkte unabhängig analysiert? Stehen sie auf der Kölner Liste, sind sie also frei von anabolen Dopingmitteln?

4. Gibt es Studien, die die Wirksamkeit beweisen sollen? An wie vielen Menschen wurde die Wirkung getestet? Was waren die Ergebnisse? Wurde die Studie randomisiert kontrolliert durchgeführt?

5. Und noch eine Frage, die endgültig zum Schweißausbruch führen sollte: Wie viel verdienen Sie am Verkauf der Produkte?

Natürlich musst du diese Schritte nicht gehen, deine Geldbörse wird es dir aber danken und deine Gesundheit langfristig ebenfalls.

Sollten die Antworten oder die Idee dahinter interessant klingen, sprich darüber mit deinem behandelnden Arzt. Sinnvolle Therapien übernimmt sogar manchmal die gesetzliche oder private Krankenkasse.

Frei verkäufliche Nahrungsergänzungsmittel

Wenn ich klingende Namen wie „Jungbrunnen", „Vitalkraft", „Schilddrüsen Balance", „Thyro-Lux" oder „Natural" lese, fühle ich mich schon gesünder und irgendwie richtig energiegeladen. Beim Klick auf den Bestellknopf geht es mir schon viel besser. Geschicktes Marketing und ein kräftiger Schuss körpereigene Hormone aus der Erwartungshaltung heraus machen es möglich!

ANREGUNG: Ein kleiner Gedanke am Rande, weil ich bei meiner Recherche die hochgepriesenen Löwenzahnwurzel-Pulver-Kapseln entdeckt habe. **Löwenzahnwurzel** im eigenen Garten mit Round-Up besprühen und im gleichen Atemzug 2 g getrocknete und gemahlene Wurzel in Kapselform um teures Geld kaufen?

Was macht die Kapseln so viel wirksamer und als die frischen Wurzeln, im eigenen Garten ausgestochen und frisch im Salat genossen? Bei dieser Methode sparst du dir auch das Einatmen der giftigen Pestizide, die ebenfalls im Verdacht stehen, sowohl hormonelle Abläufe im Körper zu stören als auch mehrere Krankheiten auszulösen.

Hummen und Schilddrüsenmassage

Einfach einmal tief durchatmen, das kommt heutzutage oft zu kurz. Sich selbst etwas Gutes tun und schmerzende Glieder mit wohltuenden Ölmischungen durchkneten ebenfalls.

Wenn jedoch die gezielte Massage des Halsbereiches oder Atemübungen, die deinen Kehlkopf vibrieren lassen (Hummen) zur Heilung führen würden, dann würden Endokrinolog:innen es weltweit als Therapie verordnen. Wenn du dich damit wohlfühlst, schaden diese Übungen aber normalerweise nicht.

ACHTUNG: Massagen bei akuten Entzündungen bitte vermeiden!

Darmreinigung, Säure-Basen-Bäder und Detoxpulver

Unser Körper kommt sehr gut damit zurecht, sich selbst zu reinigen. Leber, Nieren und Lungen brauchen dafür keine großartige externe Unterstützung. Wir scheiden über Stuhl, Harn, Schweiß und Atmung potenzielle Schadstoffe aus. Unterstützen können wir unser Körper dabei u. a. mit Bewegung und ausreichend Wasser.

Die beste Hilfe, um in Balance zu bleiben, können wir Menschen unserem Körper bieten, indem wir uns besser ernähren. Das ist die wirkungsvollste Drehschraube, wenn wir uns langfristig etwas Gutes tun wollen – unsere Gesundheit fördern. Nicht, indem wir uns Einläufe verpassen, uns in Natron baden und Pülverchen und Tees trinken.

Ja, wir belasten unsere Körper mit vielen giftigen und bedenklichen Substanzen. Sowohl freiwillig (über hochverarbeitete Lebensmittel, die nur so vor Zusatzstoffen strotzen) als auch unfreiwillig über die Umwelt, der wir zwangsläufig täglich ausgesetzt sind.

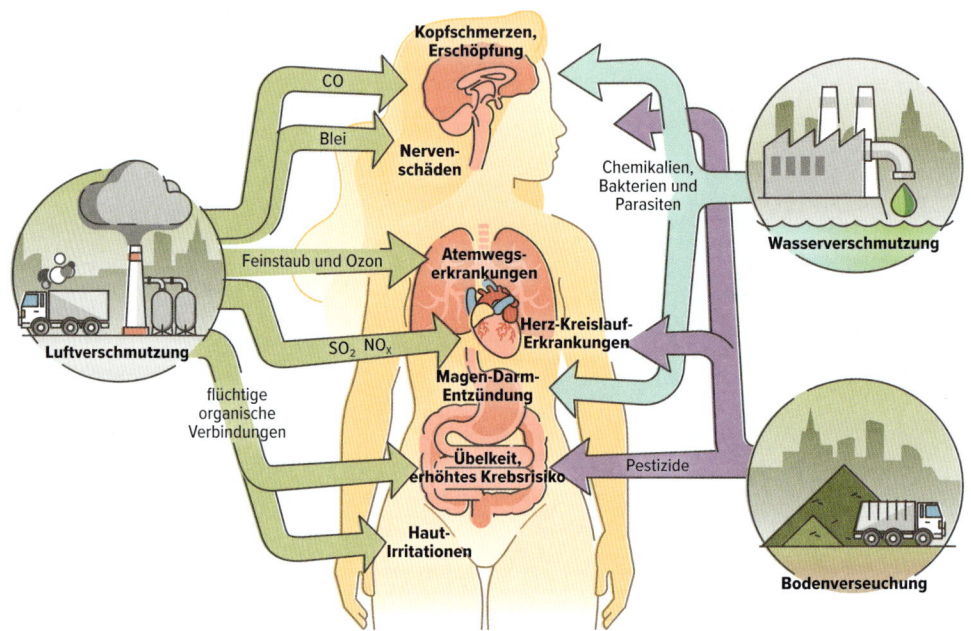

Potenziell gesundheitsschädliche Stoffe von außen

Worauf wir uns in Mitteleuropa weitgehend verlassen können, ist, dass die Grenzwerte sehr streng überwacht werden. Der Belastungslevel sinkt dadurch für die Einzelnen ständig. Lösungsmittel, Formaldehyde, Pestizide, Schimmel, Parabene, Diethanolamine, Aluminium uvm. tummeln sich in unseren Leben. Sie finden den Weg in unser Haus, auf unseren Teller und auf unsere Haut.

Den Schadstoffen könnten wir nur entfliehen, wenn wir auf eine einsame Insel auswandern. Doch selbst dort ist Mikroplastik allgegenwärtig.

Um nicht in die deprimierende Starre der Machtlosigkeit zu verfallen, möchte ich lieber aufzeigen, wie viel jede:r tun kann, um die eigene Belastung und die der Familie zu reduzieren. Statt zweifelhafte Methoden auszuprobieren, den eigenen Körper zu entgiften, bringt es viel mehr, den Fokus darauf zu legen, den eigenen Körper möglichst wenig zu vergiften:

- Mit dem Rauchen aufhören.
- Biologische Lebensmittel aus regionaler Landwirtschaft kaufen. Regionale Lebensmittel sind im Vergleich zu Bio-Lebensmitteln aus dem Ausland oftmals weniger mit Pestiziden belastet.
- Natürlich gärtnern und keine Pestizide im eigenen Garten einsetzen.
- Pestizide bei Topfpflanzen vermeiden.
- Schadstofffreies Geschirr verwenden.
- Naturkosmetik verwenden.
- Die Haare nur mit Henna färben oder gar nicht.
- Nagellack vermeiden.
- Nur Kleidung kaufen, die ökologisch produziert und schadstofffrei behandelt wurde (das bringt einem selbst etwas, da Schadstoffe aus der Kleidung über die Haut aufgenommen werden können, und es bringt weltweit etwas, da auch andere Menschen weniger Chemikalien ausgesetzt werden).
- Damenhygieneprodukte verwenden, die ohne Pestizide hergestellt und nur natürlich gebleicht wurden.
- Im Haus auf die Wandfarben und auch auf Bodenbeläge und Kleber achten. Farbe dampft noch lange Schadstoffe aus und über die Böden, die per Fußbodenheizung erwärmt werden, können ebensolche in die Raumluft abgegeben werden.
- Waschmittel und Reinigungsmittel auf ökologischer Basis kaufen.

> Wie finde ich heraus, wo schädliche Stoffe enthalten sind?
>
> Mit CODECHECK lassen sich Kosmetika, Lebensmittel und vieles mehr unter die Lupe nehmen.
>
> Diese APP ermöglicht es, bisher nicht untersuchte Produkte direkt bei den Hersteller:innen zu hinterfragen. Damit zwingen wir Konsument:innen die Produzent:innen dazu, ihre Auskunftspflicht zu erfüllen.

Fazit: Einzig die Ernährung zu betrachten, reicht bei Weitem nicht aus.

Globuli und Co.

Solange kein Jod drinnen ist und die Zuckerkügelchen nicht in Unmengen zum Nachtisch verzehrt werden – warum nicht. Rein chemisch betrachtet bestehen Globuli zu 100 % aus Saccharose (d. h. Haushaltszucker bzw. weißer Industriezucker) – nicht mehr und nicht weniger. Deswegen kommt es mir immer etwas absurd vor, wenn mir jemand erzählt, er mache jetzt einen totalen Zuckerentzug und halte seinen Heißhunger auf Süßigkeiten mit Globuli in Schach. Wobei man für 1 Gramm Zucker über 100 Kügelchen schlucken müsste, also vom Energiegehalt her sind die kleinen Kügelchen vernachlässigbar.

Was meine ich mit „und Co"? Von Bachblüten über Schüßlersalze bis hin zu Autoimmunerkrankungs-Abwehrstickern meine ich damit den ganzen Hokuspokus, mit dem Unternehmen versuchen, Geld zu verdienen – ohne eine nachweisliche Leistung zu erbringen. Sie verdienen durch falsche Versprechungen an der Hoffnung und Hilflosigkeit ihrer Kund:innen.

Was für die Produkte spricht: Sie fügen den Menschen keinen Schaden zu (außer dem finanziellen) und können durchaus dabei helfen, die Selbstheilungskräfte (vermutlich über den Placeboeffekt) zu aktivieren.

Du entscheidest, welche Methoden du einsetzt

In der modernen „sicheren" Welt des 21. Jahrhunderts geben wir häufig ohne Widerstand die Verantwortung für unser Leben in die Hände anderer: unserer Eltern (die uns verkorkst haben), unseres Schulsystems (das verhindert hat, dass wir unseren Träumen nachgehen), der Arbeitgeber:innen (die uns nicht gefördert haben), des Gesundheitssystems (das nicht für uns vorgesorgt hat).

Ein Fünkchen Wahrheit ist darin versteckt – aber Jammern und Verharren in Vergangenem hat noch niemandem weitergeholfen. Es geht darum, Verantwortung zu übernehmen, nicht darum, sich zu grämen und schuldig zu fühlen. Verantwortung motiviert zum Handeln. Wenn ich mir eingestehe, dass ich im

Fall von Hashimoto ein ungutes Gefühl bei meinem Hausarzt hatte, weil meine Beschwerden nicht ernstgenommen wurden, dann muss ich mir auch eingestehen, dass es seit Jahren in meiner eigenen Hand lag, mir eine andere Ärztin zu suchen!

Es geht darum zu erkennen, wie du aktiv werden kannst: Was hilft dabei, dein Leben zu verbessern? Welche Möglichkeiten gibt es, deine Symptome zu lindern?

Wahre Aussagen!

- Nicht nur die Laborwerte, auch das Befinden muss mitbehandelt werden. Wenn das deine Ärztin nicht macht, liegt das aber nicht an der bösen Schulmedizin, sondern du hast eine weniger gute Ärztin erwischt und es liegt in deiner Macht, zu wechseln.

- Die Schilddrüse kann sich auch wieder erholen. Trifft absolut zu. Aber ein Heilungsversprechen kann dir keiner geben. Wenn die Entzündung deiner Schilddrüse abklingt, dann regeneriert sich das Gewebe wieder und die Erkrankung kann zum Stillstand kommen.

- Du kannst selbst positiv auf deinen Krankheitsverlauf einwirken. Absolut, das unterschreibe ich dir immer. Autoimmunprozesse werden u. a. von negativem Dauerstress, vom Hormon Cortisol befeuert – und entstressen kannst nur du dich selbst, kein Wundermittelchen. Das Gefühl, nicht allein zu sein, sich verstanden zu fühlen, andere mit der gleichen Erkrankung kennenzulernen, das nimmt ganz schön viel Druck raus und fährt den Stresslevel herunter. Darum bin ich für Selbsthilfegruppen und Austausch, solange dort nicht versucht wird, die einzig wahre Heilung zu vertreiben.

- Böse Pharmaindustrie, die wollen nur Geld verdienen? Jede:r muss in unserer Gesellschaft Geld verdienen, um zu (über-)leben. Das gilt für die Pharmaindustrie ebenso wie für Ärzt:innen, Therapeut:innen und alle, die dir Bücher, Mittelchen oder Programme verkaufen möchten.

Achtung: Kausalität oder Korrelation

Bitte gräme dich nicht, solltest du im Krankheitsverlauf schon etwas Geld an Wundermittel oder Wunderheiler:innen verloren haben.

Online gibt es unzählige Kurse und Anbieter, die dir ihren Weg zur Heilung verkaufen wollen. Aber wird hier oft Kausalität mit Korrelation vertauscht. Ja, diese Menschen haben viel für sich und ihre Gesundheit getan. Aber den Stopp ihrer Hashimoto-Erkrankung verdanken sie der spontanen Remissionsphase, nicht zwangsläufig dem veränderten Verhalten.

Was sie dem veränderten Verhalten und der Selbstfürsorge verdanken, ist, dass sie sich körperlich und seelisch ausgeglichener fühlen, fitter sind, sich die Blutwerte verbessert haben und der Körper die Möglichkeit hatte, zu seinem Wohlfühlgewicht zurückzufinden.

Tatsächliche Kausalität, also Ursächlichkeit, ist schwer nachzuweisen. Sowohl wissenschaftlich als auch im Alltag ist es einfacher, die Stärke des Zusammenhangs (= Korrelation) zwischen einem Verhalten und einem Ergebnis aufzuzeigen. Dabei geht man mit hoher Wahrscheinlichkeit davon aus, dass dieses Verhalten zu jenem Ergebnis geführt hat — und nicht etwas anderes. Bei Autoimmunerkrankungen arbeiten wir viel mit Korrelation. Die Kausalität kennen wir derzeit noch nicht!

Schritt für Schritt
Checkliste: Was möchte ich ändern und wie?

Wenn du das Gefühl hast, das, was du isst, tut dir einfach nicht gut, dann ist der Wunsch nach Veränderung der erste Schritt.

Der nächste Schritt ist: Willst du für dich allein deine Ernährung verändern oder hättest du gerne professionelle Unterstützung? Was möchtest du noch in deinem Leben verändern und wer könnte dir dabei professionell und unparteiisch zur Seite stehen?

Ist das entschieden, geht es an den strategischen Plan. Du schreibst einfach mal auf, wo du hinmöchtest. Was wäre dein ideales Ziel?

Du hast bei Hashimoto den Vorteil, dass es nicht notwendig ist, deine Ernährung und dein Leben von heute auf morgen radikal zu verändern.

Du kannst dir die notwendige Zeit lassen, um deine Gewohnheiten Schritt für Schritt zu hinterfragen und zu verändern.

Vielleicht schaffst du es so auch, die Diagnose rückblickend positiv zu bewerten und als den Beginn einer gesünderen Lebensweise zu sehen. Als den Tropfen, der das Fass zum Überlaufen gebracht hat und dir die notwendige Motivation geliefert hat, die Fesseln der Gewohnheit zu sprengen.

Mein Leben und ich: Welche Gewohnheiten habe ich, welche möchte/sollte ich ändern?

Schreib wild alles auf, was dir einfällt. Mach das an einem ruhigen Abend, wenn du allein bist. Schreib, bis dir nichts mehr einfällt, entspann dich noch etwas und leg dich danach schlafen. Ein Abend reicht meist nicht, mach das zwei bis drei Abende hintereinander und ergänze immer wieder, was dir einfällt. In dieser Phase dürfen ruhig einige Punkte doppelt vorkommen oder mit unterschiedlichen Beispielen beschrieben sein. Deine Notizen dürfen schlampig und wild aussehen!

Leg den Notizblock an einen sicheren Platz und ignoriere ihn für ein paar Tage.

Am nächsten Wochenende blockst du dir fix zwei Stunden Zeit für dich selbst im Kalender und nimmst deine Liste wieder zur Hand. Richte dir Marker, Buntstifte, mehrere Blatt Papier, Schreibstifte, etwas Trinkwasser und leg gute Musik auf.

Jetzt kann es losgehen, jetzt wird es anstrengend!

Finde deine Themen, die immer wieder auftauchen, die dir anscheinend wirklich oft durch den Kopf geistern, die dich stressen oder unglücklich machen. Mögliche Beispiele: Ich sollte öfter spazieren gehen, ich höre auf zu rauchen, ich möchte mehr Sport machen oder künftig werde ich täglich mit dem Hund rausgehen, ich breche den Kontakt zu Person XY ab.

Kategorisiere deine Gedanken!

Zettel 1 (Grün): Schreib auf das erste leere Blatt alle Dinge, die du entweder wirklich machen möchtest, weil sie dir Spaß machen könnten, oder Dinge, die dir wirklich wichtig sind.

Zettel 2 (Orange): Schreib auf das zweite Blatt die Ideen auf, von denen du glaubst, dass sie dir guttun würden, die aber derzeit keinen Platz in deinem Leben haben. Dinge, die dir einfach momentan noch zu anstrengend erscheinen, aber trotzdem sinnvoll sind.

Zettel 3 (Rot): Auf dem dritten Blatt sammelst du deine restlichen Ideen. Alles, von dem du denkst, dass du es tun musst, weil du krank bist, weil es dein Arzt, deine Partnerin, das Internet, wer auch immer gesagt hat. Alle Ideen, auf die du absolut keine Lust hast.

Jetzt kommt der leichte Teil: Den roten Zettel kannst du getrost wegschmeißen, ab dem nächsten Tag arbeitest du nur mehr mit orange und grün weiter.

Deine Aufgabe: Wie kommst du in Teilschritten an dein Ziel?

Wenn dein Ziel 100 Schritte von dir entfernt ist, was könntest du machen, um täglich einen Schritt in diese Richtung zu tun? Zum Beispiel: Ab morgen mache ich jeden Morgen nach dem Zähneputzen fünf Kniebeugen (mehr muss ich nicht machen – habe ich diese geschafft, war ich erfolgreich).

Du darfst immer mehr machen – musst aber nicht. Wenn mal ein Tag ausfällt, weil du krank bist und Fieber hast, kein Problem. Aber alle anderen Ausreden zählen nicht. Selbst auf einem Langstreckenflug könntest du fünf Kniebeugen auf der Flugzeugtoilette machen.

Sei ehrlich, aber fair zu dir selbst.

> *Es geht darum, neue Gewohnheiten in deinem Gehirn zu verankern. Das braucht Zeit. Du erhöhst deine Erfolgschancen, wenn du kleine Veränderungen anstrebst – diese Schritte dafür aber konsequent und regelmäßig.*

Hast du die mühsame Entscheidung, ob du dich überhaupt bewegen sollst, einmal aus dem Weg geräumt, dann bleibt dir täglich nur mehr das In-dich-Hineinfühlen. Wie geht es mir heute bei meinen Kniebeugen? Fühlt es sich gut an, mich zu bewegen? Brauche ich heute noch etwas anderes dazu, sollte ich meine Schultern dehnen?

Mit Bewegung, Essen und Entspannung ist es wie mit allem im Leben. Je nachdem, wie viel der:die Einzelne zu schultern hat, schafft er:sie mehr oder weniger davon unterzubringen.

Das ist nicht besser oder schlechter.

Das sind Faktoren, die sich nicht immer beeinflussen lassen, aber wichtige Informationen, mit denen du für deine Gesundheit arbeiten kannst, wenn du ehrlich mit dir selbst bist.

So kannst du Lösungen finden, die in dein Leben passen und vom reinen Vorsatz in den Alltag übergehen können.

Take-Aways:
Wie unterstütze ich meinen Körper am besten?

Hashimoto ist die besterforschte Autoimmunerkrankung der Welt.

Die Medizin hat aber nicht für jeden Menschen eine ausreichende Lösung parat, um symptomfrei zu werden. Hashimoto ist so vielfältig in seinen Farben und Formen wie die kleinen flatterhaften Schmetterlinge.

So wie eine Betroffene, Rachel Hill, in ihrem Buch „Be Your Own Thyroid Advocate: When You're Sick and Tired of Being Sick and Tired" dazu sagt: Sei dein eigener Schilddrüsen-Advokat. Du musst Fürsprecher:in deines Körpers sein, sonst wird es keiner tun. Ich kann dir ihr Buch wärmstens ans Herz legen. Es gibt viel Kraft, zu lesen, wie eine junge Person, die am Ende ihrer Kräfte war, es geschafft hat, sich ihr Leben zurückzuerkämpfen. Auch wenn die Beschreibungen, wie sie teilweise von ihren Ärzt:innen behandelt wurde, Abgründe auftun, die ich so nicht erwartet hätte.

Was Rachel gemacht hat, ist auch das, was ich dir ans Herz legen möchte. Wenn die Symptome nicht besser werden, stell Fragen! Mach dich zu deinem eigenen Forschungsprojekt. Lass dich nicht entmutigen, wenn ein Versuch nicht zum gewünschten Ergebnis führt. Probiere das Nächste. Lass dir von Familie und Freund:innen helfen, wenn dir selbst die Energie fehlt. Und bitte, solltest du an solche Ärzt:innen wie Rachel geraten: Wechsle sofort den Arzt und melde ihn bei der Ärztekammer!

Bau dir dein Leben wieder so auf, dass du symptomfrei und glücklich bist.

Du hast bei Hashimoto den Vorteil, dass es nicht notwendig ist, deine Ernährung von heute auf morgen radikal zu verändern. Du kannst dir die notwendige Zeit lassen, um deine Gewohnheiten Schritt für Schritt zu hinterfragen und ggf. zu verändern. Ich wünsche dir, dass du irgendwann auf deine Diagnose zurückblicken kannst und sie als Beginn eines bewussteren Lebens betrachten wirst.

5 Hashimoto-Spezialfragen

Hashimoto hat viele Gesichter – die Autoimmunerkrankung trifft vermehrt Frauen in den besten Jahren, aber auch Kinder und Männer erkranken daran. Die Symptompalette, hinter der sich die Autoimmunerkrankung verstecken kann, führt dazu, dass viele Betroffene erst nach Jahren die richtige Diagnose und damit auch die richtige Behandlung erhalten.

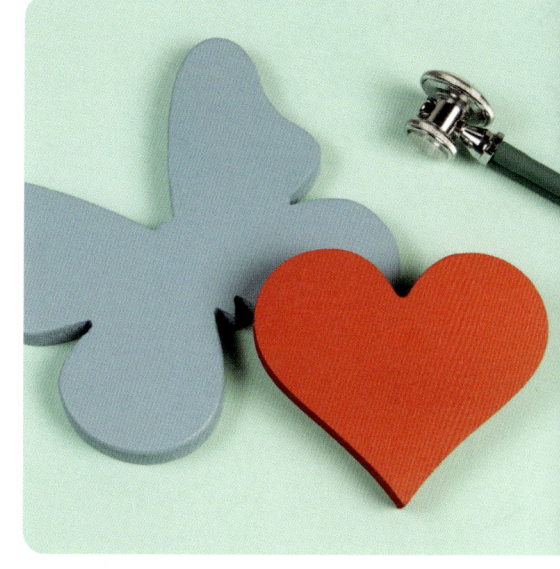

Der Krankheitsverlauf endet nicht für alle Betroffenen in einer chronischen Schilddrüsenunterfunktion, bei einigen kommt die Krankheit schon vorher zum Stillstand.

Daher stammen die vielen „Heile deine Schilddrüse"-Anleitungen, die im Umlauf sind. Diese enthalten sehr vieles, dem ich nur zustimmen kann – wichtige Faktoren wie den Umgang mit Stress, die Förderung der Darmgesundheit, Ernährungswissen. Serviert werden diese Informationen und Anleitungen jedoch mit einer kräftigen Prise Schuldgefühle. Oftmals klingen die Zeilen der selbsternannten Expert:innen so, dass jede Krankheit verhindert werden kann. Hätte man anders gegessen oder entspannter gelebt, dann wäre die Krankheit nicht ausgebrochen. Oftmals wird Angst vor der Hormonersatztherapie mit Thyroxin geschürt, die den Leidensweg von Hashimoto-Patient:innen unnötig verlängert.

Mein Ziel mit diesem Buch ist es, Wissen zu vermitteln und damit die Entscheidungsmacht darüber, wie die Behandlung der eigenen Erkrankung ablaufen soll, dir selbst zurückzugeben.

Daher habe ich dieses Hashimoto-Special angefügt. Häufige Themen, die über unterschiedliche Lebensphasen hinweg relevant werden können. Krankheiten, die zusätzlich zu Hashimoto auftreten können, sowie Krankheitsbilder und Lebensphasen, die die Diagnose Hashimoto verzögern können, wenn die Schilddrüse nicht als Auslöser im Verdacht steht.

Psychische Erkrankungen und die Schilddrüse

Hashimoto und die Psyche – ein zweischneidiges Schwert. Einerseits begünstigt die Unterfunktion depressive Verstimmungen. Andererseits werden Depressionen häufig falsch behandelt, weil die körperliche Abklärung unvollständig war und die Schilddrüsenunterfunktion nicht entdeckt wurde.

Betroffene kämpfen im Notstrommodus jahrelang gegen Windmühlen. Sie probieren verschiedenste Psychopharmaka aus, gehen zur Therapie, schleppen sich zum Spazierengehen in die freie Natur – und werden als therapieunwillig abgestempelt, weil sich der Zustand ständig verschlechtert.

Durch Zufall – oder Arztwechsel – taucht erst viel später der Warnhinweis zu den Schilddrüsenwerten bei einer Routineuntersuchung auf. Bei genauerem

Hinsehen stellt sich heraus, dass die Hormonproduktion fast nicht mehr vorhanden ist. Endlich werden die richtigen Medikamente verschrieben. Die Betroffenen fühlen sich nach einigen Wochen bereits wie neugeboren! Die Psychopharmaka können langsam abgesetzt werden, Lebensfreude und Energie kehren durch das Hochfahren aller körpereigenen Systeme zurück.

Dies war jahrzehntelang ein sehr weit verbreiteter Weg bis zur Diagnose. Gerade Frauen werden häufig nicht ernstgenommen, wenn sie ihre Beschwerden schildern, und rascher auf die psychische Schiene als Ursache abgeschoben, ohne vollständige körperliche Abklärung.

Argumente für dich im Arztgespräch, wenn dein Wunsch nach einer vollständigen Abklärung (Antikörperbestimmung, TSH, fT4 und Ultraschall) nicht gleich ernstgenommen wird:

Der aktuelle Forschungsstand, der vom Team von Dr. Grömer in einer Übersichtsarbeit dargelegt wurde, zeigt klar, dass rund 40 % der Patient:innen mit Depressionen und rund 30 % der Patient:innen mit Angststörungen zusätzlich an einer Schilddrüsenfunktionsstörung, sogar ganz spezifisch an Hashimoto erkrankt sind. Zieht man den Kreis weiter und betrachtet alle Funktionsstörungen der Schilddrüsenhormonproduktion, sind die Zahlen sogar noch höher. Die aktuelle Empfehlung daraus lautet, bei einer Depression und/oder Angststörung ein Schilddrüsen-Antikörperscreening zu machen.

Der Vorteil dieser Argumentation ist, dass du die ärztliche Diagnose nicht komplett anzweifelst, aber deutlich aufzeigst, wie stark dein Risiko für eine Schilddrüsenerkrankung im Verhältnis zur gesunden Bevölkerung erhöht ist! Wenn dir dann noch immer das Antikörperscreening verwehrt wird, zieh die Konsequenz und wechsle die Arztpraxis!

Stress und das Immunsystem

Stress treibt uns an, doch übermäßiger chronischer Dauerstress ist schädlich. Die harmlosesten Nebenwirkungen von Stress zeigen sich auf der Waage, unser Körper beginnt Energiereserven einzulagern und gibt sie nicht wieder her. Zusätzlich spielt unser Verdauungssystem verrückt – mal eine Magenschleimhautentzündung hier, dann Sodbrennen da und dazu noch ein Wechsel zwischen krampfhaften Blähungen, Durchfällen und Verstopfung. Wem das nicht genug ist: Stress treibt unser Immunsystem ins Aus. Unsere Abwehr versucht, was sie nur kann, und identifiziert schließlich körpereigene Zellen als gefährlich (Autoimmunerkrankungen können entstehen).

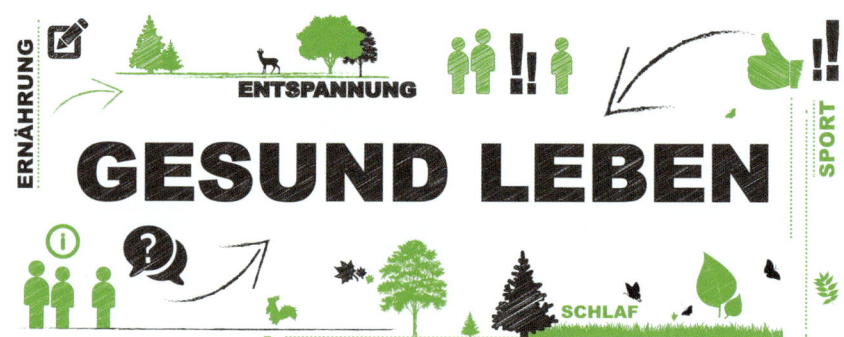

Was bedeutet Stress? Was macht er im Körper?

Es gibt entzündungsfördernde Nahrungsbestandteile und Stressoren, die Entzündungen in deinem Körper auslösen und/oder verschlimmern. Zu diesen entzündungsfördernden Mechanismen zählen:

- Nahrungsgifte, die zu oxidativem Stress führen
- Steigerung der Produktion von entzündungsfördernden Substanzen (Hormone, Moleküle, Zytokine)
- Reduktion der Bakterienanzahl und -vielfalt in deinem Darm (führt zu einer gesteigerten Durchlässigkeit – auch als Leaky Gut bezeichnet)

Deine körpereigenen Mechanismen, um Entzündungen zu bekämpfen und das Wohlbefinden zu verbessern:

- Freie Radikale bekämpfen
- Drosseln der Produktion von entzündungsfördernden Substanzen (Hormone, Zytokine)
- Aufbau und Erhalt einer gesunden „antientzündlichen" Bakteriengemeinschaft in deinem Darm
- Drosselung des Abbaus von schmerzreduzierenden Eiweißverbindungen (Enkephaline) im Körper

Damit diese effizient ablaufen können, braucht es Vitamine, Spurenelemente, Fette und Eiweiß. Sekundäre Pflanzenstoffe unterstützen die Vorgänge ebenso.

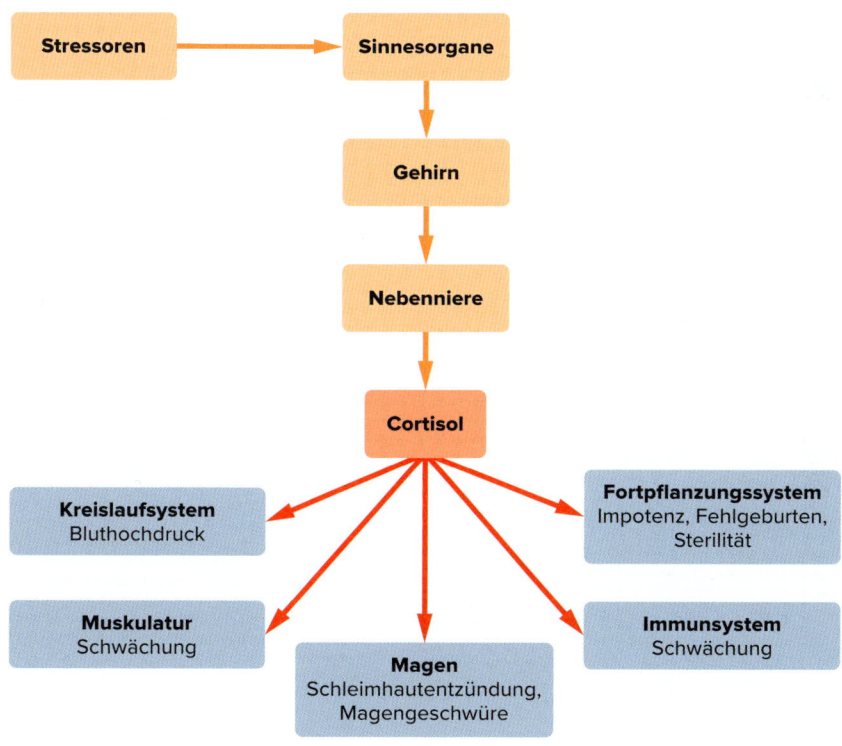

Folgen von Stress im Körper

Hashimoto kann, muss aber nicht von Stress ausgelöst worden sein. Wenn du dich und dein Leben in den obigen Stressfaktoren wiederfindest, überlege dir, wie du körperlichen und geistigen Stress reduzieren kannst.

Inspiration für Veränderungen findest du in den einzelnen Kapiteln über Ernährung und Entspannung.

Gewicht und Hashimoto

Der kleine Schmetterling im Hals, unsere Schilddrüse, ist dafür zuständig, unseren Energiehaushalt im Gleichgewicht zu halten. Wenn eine Unterfunktion besteht, d. h., zu wenig Hormone produziert werden, verlangsamen sich viele Abläufe im Körper.

Das bedeutet auch, dass Prozesse wie die Fettverbrennung, die unserem Körper Energie liefern, beeinträchtigt werden. Zusätzlich ist auch die emotionale und geistige Kapazität verlangsamt, die Stimmung ist im Keller. Jede:r hat eigene Bewältigungsstrategien gegen seelische Tiefs. Gewichtstechnisch bemerkbar machen sich Bewegungsmangel, ständiges Essen wie auch Alkohol.

Die Kombination dieser Faktoren führt bei vielen Betroffenen mit einer unerkannten oder untertherapierten Schilddrüsenunterfunktion zu einem Energieplus, das im Körper nicht verbraucht, sondern gespeichert wird. Die Zahlen auf der Waage klettern stetig nach oben.

Um aus dieser Phase herauszukommen, ist die Diagnosestellung mit anschließender Therapie (d. h. mit medikamentöser Zufuhr der fehlenden Hormone) ausschlaggebend. Ein weiterer Punkt, auf den die Ernährungstherapie bei Hashimoto abzielen kann, ist in diesem Fall, das Körpergewicht zu stabilisieren. Es kann auch in Richtung Abnehmen gearbeitet werden, oftmals pendelt sich das Gewicht unter einer guten Einstellung der Schilddrüsenwerte aber von alleine wieder ein.

Wenn das hormonelle Gleichgewicht wiederhergestellt ist, ist es auch wieder einfacher, an Sport und Bewegung Spaß zu haben. Allein die Alltagsbewegung nimmt mit normalem Energielevel wieder zu.

Außerdem sinkt der emotionale Bedarf an Ersatzbefriedigung aus energiedichtem Wohlfühlessen und Alkohol.

Nach der Arbeit ist noch genug Energie übrig, um leckere frische Lebensmittel zu kaufen und selbst zu kochen.

Alle Stellschrauben zeigen ab jetzt wieder in eine Richtung – zurück zum Wohlfühlgewicht.

Sieben Tipps für ein Leben in Balance:
1) Iss langsam und bewusst.
2) Iss nur, wenn du wirklich (körperlich) hungrig bist.
3) Hör auf zu essen, wenn du satt bist.
4) Schlaf jeden Tag genug.
5) Beweg dich an der frischen Luft, in der Sonne und lass deinen Kopf zur Ruhe kommen.
6) Lebensmittel ohne Zutatenliste tun deinem Körper gut – greif oft bei frischen, pflanzlichen und unverarbeiteten Lebensmitteln zu.
7) Lerne, deine Gefühle zu leben und dein Essen zu genießen – nicht deine Gefühle in dich „hineinzufressen" und deinem Essen zu misstrauen.

ACHTUNG: Strenge Hungerkuren, Kalorienzählen und ein Leben nach Essenslisten und Verboten verursachen körperlichen und geistigen Stress. Diesen solltest du bei Autoimmunerkrankungen bewusst reduzieren und vermeiden – nicht fördern und ihm nachjagen. Daher habe ich an dieser Stelle bewusst auf pauschale und oft schädliche Abnehm-Tipps verzichtet! Außerdem sorgt Stress dafür, dass ein Körper dazu neigt, Reserven einzulagern statt abzubauen.

Essen und Gewicht sind etwas sehr Individuelles und ebenfalls ein multifaktorielles Geschehen. Sollte sich dein Gewicht auch noch einige Monate nach Therapiebeginn nicht in die gewünschte Richtung bewegen, kann ich an dieser Stelle nur eine individuelle Ernährungstherapie empfehlen, um den Ursachen auf den Grund zu gehen. Oftmals kommt dabei heraus, dass sich das Gewicht nicht einpendelt, weil schon zu oft gehungert wurde oder weil aktuell zu wenig gegessen wird! Auch intuitives Essen kann eine Möglichkeit für dich sein, um deine Hunger- und Sättigungssignale wieder wahrzunehmen und frei von Essensregeln und schlechtem Gewissen wieder zu genießen. Der stressfreie Zugang zum Essen kann ebenfalls dabei helfen, wieder dein Wohlfühlgewicht zu erreichen.

TIPP: Eine Studie von Vechetti u. a. zeigt die metabolischen Veränderungen, die unsere Fettzellen dazu bringen, die Speicher abzubauen. Besonders effektiv scheint hier Krafttraining zu sein! Vielleicht findet sich ja eine Trainingsart, die zur neu gewonnenen Energie passt und die Fettverbrennung unterstützt?

ÜBRIGENS: Immer wieder werden Schilddrüsenhormone als „Gewichtstherapie" zum Abnehmen vertrieben. Eine Praxis, die bei Schilddrüsengesunden gar nichts bringt, sondern vielmehr Schaden anrichten kann.

Hashimoto bei Kindern oder Jugendlichen

Die Prävalenz liegt bei ca. 3 %, wobei auch hier Mädchen häufiger betroffen sind als Jungen und eine familiäre Häufung zu beobachten ist. Die Diagnose in diesem Alter ist oftmals ein Zufallsbefund. Die Stoffwechsellage ist zum Glück häufig euthyreot, die überwiegende Zahl ist somit asymptomatisch und außer jährlichen regelmäßigen Kontrollen ist keine weitere Behandlung notwendig. Gerade im Wachstum ist das Gehirn noch nicht vollständig entwickelt. Hier sollte die Behandlung in der Endokrinologie erfolgen.

Die Symptome einer manifesten, unerkannten Hypothyreose sind bei Kindern und Jugendlichen ähnlich, u. a.: Müdigkeit, Gewichtszunahme, Verstopfung und Kälteempfindlichkeit, dazu kommen Muskel- und Gelenkschmerzen, eine reduzierte Wachstumsgeschwindigkeit und eine verzögerte Pubertätsentwicklung. Klinisch fallen auch die kalte und blasse Haut sowie die niedrige Pulsfrequenz auf. Die Blutuntersuchung plus Sonografie ermöglicht eine abschließende Diagnosefindung.

Hashimoto trifft auch Männer!

Auch das männliche Immunsystem kann Amok laufen. Weitaus seltener jedoch als das weibliche (Faktor 1:10), weshalb Hashimoto bei Männern noch immer sehr spät erkannt und behandelt wird.

Männer zwischen 40 und 60 Jahren, die an Gewicht zunehmen, weniger Lust auf Sex haben, schlecht gelaunt und reizbar sind, denen die Haare ausfallen und/oder deren Blutdruck und Cholesterinwerte ansteigen – es dauert bei Betroffenen selbst eine Weile, hier überhaupt eine Krankheit zu vermuten. Eher denken sie, dass sie eine Auszeit brauchen, dass Sport und eine bessere Ernährung notwendig wären. Erst wenn selbst im Urlaub die Stehfähigkeit und die Lust auf Sex nicht zurückkehren, führt der Weg zum Arzt, oftmals zum Urologen, weil hier das dringendste Problem vermutet wird.

Denkt dieser an die Schilddrüse und wirft einen näheren und umfassenden Blick auf die Blutwerte, kann die richtige Diagnose gestellt und die Therapie begonnen werden. Bei Männern gilt das Gleiche für die Diagnosestellung wie bei Frauen: Der TSH-Wert allein sagt gar nichts aus. T3 und T4 sind für die Diagnose ungeeignet. Sicherheit bringen die Antikörperbestimmung in Kombination mit dem freien Schilddrüsenhormon fT4 und einer Ultraschalluntersuchung.

Mit der Hormonersatztherapie stoppt auch die Gewichtszunahme. Energielevel und Wohlbefinden steigen wieder an, die Lust auf Bewegung nimmt zu, Blutfettwerte und Blutdruck normalisieren sich meist wieder. Und für viele Männer ein sehr wichtiger Effekt: das sexuelle Wollen und Können kehrt wieder zurück.

Neben den Schilddrüsenhormonen, den Symptomen und dem TSH-Level sollte auch der Testosteronspiegel bei Männern als Parameter bei den jährlichen Kontrollen im Auge behalten werden.

Bitte dichte jetzt nicht jedem depressiven Mann mit Bierbauch und beginnender Impotenz Hashimoto an. Aber halte die Augen offen, vielleicht ist auch in deinem Freundes- oder Familienkreis ein betroffener Mann, der nichts von seiner Autoimmunerkrankung weiß?

Weibliche Hormone in besonders sensiblen Lebensphasen

Die Diagnose Hashimoto wird auch schon bei Kindern und Jugendlichen gestellt. Hashimoto verläuft lange ohne Symptome und ohne Handlungsbedarf. Die Antikörper sind erhöht, jedoch ist ausreichend gesundes Schilddrüsengewebe vorhanden, die Hormonlage passt, die Patientinnen sind symptomfrei und benötigen keine Medikamente. Ein jährlicher Kontrolltermin reicht aus, darum kann es leicht passieren, dass man vergisst, die Diagnose jemals erhalten zu haben.

Idealerweise gibt man die Diagnose bei jedem Arztwechsel mit an, wenn man nach Vorerkrankungen gefragt wird. Hashimoto mit euthyreoter Stoffwechsellage oder latente Autoimmunthyreoiditis. Diese Stichwörter sind gerade im gynäkologischen Bereich wichtig, wenn ein Kinderwunsch aufkommt.

Welche Aufgabe haben die Schilddrüsenhormone von der Zeugung bis zur Geburt?

- Eine unbehandelte Schilddrüsenunterfunktion beeinträchtigt den Eisprung, es kommt zu Zyklus- und Fruchtbarkeitsstörungen, die Empfängniswahrscheinlichkeit ist reduziert. Dies ist einer der Gründe, warum auf Blutbefunden, die von gynäkologischen Praxen angefordert werden, bei Fruchtbarkeitsproblemen auch die Schilddrüsenwerte mit abgefragt werden. In diesem Zweig ist bereit eine hohe Sensibilisierung für das Gefahrenpotential vorhanden.

- Kommt es trotz unerkannter oder unbehandelter Schilddrüsenunterfunktion zur Schwangerschaft, ist die Gefahr für eine Fehlgeburt erhöht. Die sensible Entwicklung des kleinen Zellhaufens in der Gebärmutter zu einem gesunden schreikräftigen Menschlein ist ohne die Hormone der Schilddrüse nicht möglich.

- Missbildungen sind häufiger wie auch das Risiko für Frühgeburt und schwangerschaftsbedingten Bluthochdruck.

- Selbst wenn die erkrankte Schilddrüse bisher noch genug Hormone produzieren konnte, durch die Schwangerschaft steigt der Bedarf in den ersten Wochen um 30–50 % an. Die gesunde Schilddrüse vergrößert sich, um dem erhöhten Bedarf gerecht zu werden. Darum muss hier bei bekannter Schilddrüsenfunktionsstörung besonders engmaschig kontrolliert werden, ob eine vorübergehende Hormonersatztherapie notwendig wird.
- Außerdem steigt der Jodbedarf an – ohne Jod keine Schilddrüsenhormone.
- Erst langsam sinkt der Bedarf an mütterlichen Schilddrüsenhormonen, da die kindliche Schilddrüse beginnt, sich auszubilden und um die 20. SSW herum eigene Hormone zu produzieren.
- Ohne ausreichende Hormonversorgung während der Schwangerschaft kann sich das Gehirn des Fötus nicht vollständig entwickeln. Selbst wenn das Kind das Licht der Welt erblickt, hat es mit Entwicklungsrückständen zu kämpfen, die nicht mehr behandelt werden können. Intelligenzminderung, Konzentrationsstörungen und Lernschwächen sind die lebenslangen Folgen!

Deshalb achtet also jede:r im Fachbereich Gynäkologie, sobald der Kinderwunsch zum Thema wird, so intensiv auf die Schilddrüsenwerte und wirft auch ohne Diagnose rein zur Vorsicht einen Blick auf den TSH-Wert. Über diesen lassen sich so auch rasch neue, manifeste Fälle feststellen und viel Leid kann verhindert werden.

TIPP: Obwohl wir alle gleich sind, haben unsere Gene ein Wörtchen mitzureden, und der optimale TSH-Wert variiert mit der ethnischen Zugehörigkeit! Die Maschine Mensch hat sich über sehr lange Zeiträume an unterschiedliche Umwelt- und Lebensbedingungen angepasst. Dieses Forschungsgebiet ist noch sehr jung – daher ist es angebracht, das Thema zur Sprache zu bringen. Bei Kinderwunsch und Hashimoto ist deshalb zu berücksichtigen, ob ich im Land meiner Geburt wohne und in Behandlung bin, oder ob mein:e Gynäkolog:in vielleicht von andernorts gültigen Normwerten ausgeht, die für mich nicht passen.

Kinderwunsch, Schwangerschaft und Stillzeit mit Hashimoto

Die Leitlinien empfehlen, die Medikamentendosis so anzupassen, dass ein stabiler TSH-Serumspiegel unter 2,5 mlU/Liter erreicht wird, viele Ärzt:innen tendieren in der Praxis aus eigener Erfahrung sogar zu einem niedrigeren TSH-Spiegel. Ja, hier wird nicht nur nach Symptomen, sondern auch nach TSH-Spiegel therapiert. Oftmals muss die Schilddrüsenhormondosis angepasst oder in dieser Lebensphase vorübergehend damit begonnen werden.

Der TSH-Spiegel hängt eng mit der Menge an Prolaktin zusammen, die vom Körper produziert und ausgeschüttet wird. Prolaktin unterdrückt ab einer gewissen Menge den Eisprung. Ein gewünschter natürlicher Effekt, der physiologisch vorgesehen abläuft, sobald die Einnistung der befruchteten Eizelle in der Gebärmutter stattgefunden hat. Außerdem ist Prolaktin dafür zuständig, deine Brustdrüsen für das spätere Stillen zu stimulieren.

Wird der Prolaktinspiegel durch eine Schilddrüsenstörung verändert, kann dies Zyklusstörungen begünstigen, die Fruchtbarkeit negativ beeinflussen, das Risiko für Fehlbildungen des Kindes und auch die Gefahr von Frühgeburten erhöhen.

Daher muss die individuelle Schilddrüsenhormondosierung sowohl bei Kinderwunsch, in der Schwangerschaft als auch noch während des Stillens angepasst werden.

Zudem ist dies der Zeitpunkt, an dem es trotz Hashimoto meist notwendig wird, Jod einzunehmen!

Neugeborene von Müttern mit Schilddrüsenfunktionsstörungen

Prävention: Die genetische Veranlagung dazu, dass unser Immunsystem unter entsprechender Belastung beginnt, eine Autoimmunerkrankung zu entwickeln, kann von den Eltern an die Kinder vererbt werden. Das heißt aber nicht, dass Kinder zwingend ebenfalls eine Autoimmunerkrankung bekommen.

Wie im Kapitel 4 schon angesprochen: Nikotin, sei es durch Aktiv- oder Passivrauchen, erhöht das Risiko deines Kindes, später ebenfalls eine Autoimmunerkrankung zu bekommen.

Nach derzeitigem Stand der Wissenschaft sollten Mütter, die selbst an einer Autoimmunerkrankung leiden oder eine familiäre genetische Veranlagung haben, ihre eigenen Kinder idealerweise in den ersten sechs Lebensmonaten stillen und glutenhaltige Beikost frühestens zum Ende des vierten Lebensmonats zufüttern. Der Vitamin-D-Spiegel scheint eine besondere Schutzwirkung zu entfalten. Daher sind neben regelmäßigen Spaziergängen unter freiem Himmel auch ärztlich abgesprochene Vitamin-D-Supplemente während Schwangerschaft und Stillzeit möglich.

Nach der Geburt spielen die Hormone verrückt: Erstmanifestation Hashimoto

Bei 7–9 % der frischgebackenen Mütter kommt es im ersten Jahr nach der Geburt zu einer Schilddrüsenfunktionsstörung. Diese Postpartum (nachgeburtliche) Thyreoiditis wird oftmals mit einer Wochenbettdepression verwechselt. Die Symptome wie Müdigkeit, Erschöpfung und depressive Stimmungslage gleichen einander bei beiden Krankheitsbildern sehr stark.

Der Krankheitsausbruch in den Monaten nach der Entbindung wird kurzzeitig häufig von einer Überfunktion begleitet, die danach in eine Unterfunktion übergeht. Nach einigen Monaten stabilisiert sich die Hormonlage häufig, die Antikörper reduzieren sich.

Das Risiko, dass die Erkrankung während der nächsten Schwangerschaft wieder aufflammt, und auch das Risiko, dass die Krankheit innerhalb der nächsten zehn Jahre so weit fortschreitet, dass eine dauerhafte Schilddrüsenunterfunktion eintritt, ist hoch und sollte im Hinterkopf behalten werden. Regelmäßige Kontrollen (anfangs halbjährlich – später jährlich) sind empfehlenswert!

TIPP: Bei erhöhten Schilddrüsenantikörpern bereits vor der Schwangerschaft scheinen niedrig dosierte Selen-Supplemente die Wahrscheinlichkeit für den Ausbruch der Autoimmunerkrankung Hashimoto zu reduzieren. Sprich mit deinem Arzt darüber, solltest du davon betroffen sein!

Wechseljahre und Hashimoto

Eine Theorie der Entstehung von Autoimmunerkrankungen geht davon aus, dass der weibliche Hormonhaushalt sehr viel komplexer ist als der männliche und daher gewisse Erkrankungen häufiger bei Frauen auftreten.

Die Theorie wird dadurch gestärkt, dass Erkrankungsspitzen besonders in den Phasen hormoneller Umbrüche verzeichnet werden. Anfangs zu Beginn der Pubertät, danach ist die nächste Häufung rund um Schwangerschaft und Geburt zu finden und schließlich erkranken in der letzten hormonellen Umstellungsphase, von der Perimenopause über die Menopause bis zur Postmenopause, ebenfalls sehr viele Frauen an Hashimoto.

Auch in den Wechseljahren wird Hashimoto häufig nicht erkannt, da die Symptome sehr rasch auf den Wechsel geschoben werden, mit dem Hinweis, da müsse man eben durch.

Symptome, die sowohl auf eine Schilddrüsenunterfunktion als auch auf die Wechseljahre zurückzuführen sein können:

- unerklärliche Gewichtszunahme
- Reizbarkeit und Stimmungsschwankungen
- Müdigkeit
- Antriebs- und Energielosigkeit
- Zyklusstörungen
- Schlafprobleme
- trockene Haut
- Verdauungsprobleme
- Libidoverlust

Frauen, die bereits vor dem Wechsel eine Hypothyreose ausgebildet haben, sollten ihre Medikamentendosierung im Hinterkopf behalten, denn die hormonelle Umstellung rüttelt die Stoffwechselprozesse im Körper ganz schön durch. Daher kann es notwendig sein, bei starken Symptomen die Schilddrüsenwerte und die Medikamentendosierung engmaschiger zu kontrollieren und bei Bedarf neu einzustellen.

Hashimoto bringt weitere unerwünschte Gäste mit

Es genügt wohl nicht, mit Hashimoto an einer der am häufigsten auftretenden Autoimmunerkrankungen der Welt erkrankt zu sein. Hashimoto neigt dazu, nicht gerne allein im Körper Schaden anzurichten, es besteht eine genetische Verbindung zu weiteren Autoimmunerkrankungen.

Das heißt auch im Umkehrschluss: Wer an einer der nachfolgenden Krankheiten leidet, sollte die eigene Schilddrüse im Auge behalten, denn die Wahrscheinlichkeit für eine Erkrankung ist erhöht.

Treten mehrere Autoimmunerkrankungen gemeinsam auf, spricht man von einem polyendokrinen bzw. polyglandulären Autoimmunsyndrom. Eine familiäre Häufung dieses Syndroms ist ebenfalls zu beobachten. Für den tatsächlichen Ausbruch der Erkrankungen spielen neben der Genetik auch die Epigenetik und Umweltfaktoren eine große Rolle (multifaktorielle endokrine Autoimmunerkrankungen).

Es gibt kein weltweites Register, aus dem man verlässliche Zahlen abrufen kann, um das eigene Risiko abzuschätzen. Es gibt lediglich einzelne Studien und Metastudien, aus denen man die Erkrankungshäufigkeit der Studienteilnehmer:innen im Vergleich zur Kontrollgruppe bzw. zur Allgemeinbevölkerung ablesen kann. Diese Zahlen schwanken sehr stark, daher habe ich die Krankheiten nach Häufigkeit laut Studien gereiht. Um keine Angst zu schüren: Die Autoimmungastritis scheint am häufigsten in Zusammenhang mit Hashimoto auszubrechen, weit seltener sind die anderen Erkrankungen. Grundsätzlich wird davon berichtet, dass von 100 Personen mit der Erkrankung Hashimoto im Laufe des Lebens zwischen einer und sieben Personen eine weitere Auto-immunerkrankung entwickeln. Diese Spanne allein zeigt schon, wie stark die Zahlen zwischen den Studien, den einzelnen Ländern und der ethnischen Zu-gehörigkeit variieren, ermöglichen aber die eigene Einstufung des Risikos für den Ausbruch einer weiteren Erkrankung.

Für die eigene Risikoabschätzung kann es sinnvoll sein, den Erkrankungs-Stammbaum der direkten Blutsverwandten zu durchforsten. So lässt sich he-rausfinden, ob das Risiko einer familiären genetischen Veranlagung besteht.

In Kombination mit Hashimoto (= Co-Morbidität) treten folgende Erkrankun-gen mit erhöhter Wahrscheinlichkeit auf, wobei zwischen der ersten Erkran-kung und dem Auftreten der weiteren Erkrankung auch einige Jahre vergehen können:

- Vitamin-B12-Mangel (durch Antikörper gegen die Parietalzellen im Ma-gen, die den Intrinsischen Faktor bilden – autoimmune metaplastische atrophische Gastritis)
- Diabetes mellitus Typ 1 (Autoimmunerkrankung zerstört die Beta-Zellen der Bauchspeicheldrüse, daraus resultiert absoluter Insulinmangel) – DMT1-Patient:innen sollten regelmäßig, zumindest alle paar Jahre, auf Schild-drüsenantikörper gescreent werden!
- Zöliakie (Glutenunverträglichkeit), die über Blutwerte und auch über eine Biopsie diagnostiziert werden kann (nicht zu verwechseln mit der Gluten-/Weizensensitivität, für die es bisher keine eindeutigen diagnostischen Para-meter gibt) – ein Screening auf Zöliakie ist für frisch diagnostizierte Hashi-moto-Patient:innen sehr zu begrüßen!
- Morbus Addison (Nebennierenunterfunktion)
- Vitiligo oder auch Weißfleckenkrankheit (das Immunsystem greift die Pig-mentzellen der Haut an)
- Morbus Basedow (autoimmun bedingte Schilddrüsenüberfunktion – ja, richtig gelesen. Es gibt besonders ungute Kombinationen, bei denen Morbus Basedow und Hashimoto zugleich auftreten!)

Ebenfalls mit Hashimoto assoziiert sind folgende Krankheiten, die seltener auftreten, von denen du aber zumindest einmal gelesen haben solltest, um im Fall der Fälle auch reagieren zu können:

- PCOS (polyzystisches Ovarsyndrom)
- Endometriose
- kreisrunder Haarausfall (Alopecia areata)
- rheumatoide Arthritis
- Multiple Sklerose
- Autoimmunhepatitis
- Morbus Werlhoff
- chronisch entzündliche Darmerkrankungen (Colitis ulcerosa/Morbus Crohn)
- primärsklerosierende Cholangilitis (eine autoimmun bedingte Gallenwegserkrankung)
- Myasthenia gravis (belastungsabhängige Muskelschwäche)
- Depression und Angststörungen
- erhöhte Blutfettwerte
- koronare Herzkrankheit

Schilddrüsenkrebs

In den letzten Jahren haben mehrere Studien einen Zusammenhang zwischen Autoimmunerkrankungen der Schilddrüse und dem Auftreten von papillären Schilddrüsenkarzinomen festgestellt. Die Häufigkeit ist jedoch überschaubar, pro Jahr beträgt das Risiko für Hashimoto-Patient:innen, an Schilddrüsenkrebs zu erkranken, 0,04 %, das sind umgerechnet 4 pro 10.000 Personen, die erkranken.

Daher werden Schilddrüsenknoten bei Hashimoto-Patient:innen besonders aufmerksam kontrolliert. Die jährliche Kontroll-Sonografie hilft, neu auftretende Knoten frühzeitig zu erkennen. Sollte ein Knoten auftreten und ein Verdacht bestehen, wird der Knoten vorsorglich entfernt. Lediglich einer von vier entfernten verdächtigen Knoten stellt sich im Nachhinein als bösartig (Krebs) heraus und muss weiter therapiert werden.

Der genaue Zusammenhang, warum diese Form von Schilddrüsenkrebs häufiger bei Menschen mit Hashimoto als in der Allgemeinbevölkerung auftritt, ist aktuell Gegenstand von Studien und konnte bisher noch nicht aufgeklärt werden.

Take-Aways: Hashimoto-Spezialfragen

- Im Alter von 30–50 Jahren ist eine Sache sehr sicher: Die Fruchtbarkeit sinkt und die Wechseljahre beginnen und sind oftmals von Symptomen begleitet. Was viele nicht wissen: Dies ist auch das Alter, in dem Hashimoto am häufigsten diagnostiziert wird. Da sich die Symptome überschneiden, sollte man auch im Wechsel an die Schilddrüse denken!

- Hashimoto ist vorwiegend, aber nicht ausschließlich weiblich. Einer von zehn Betroffenen ist männlich. Die Erkrankung ist bei Männern stark unterdiagnostiziert.

- Gut eingestellte Schilddrüsenhormone sind für die Fortpflanzungsfähigkeit bis hin zur gesunden Gehirnentwicklung des Babys im Bauch und zum Austragen der Schwangerschaft unerlässlich.

- Bei Depression, Angststörungen, Zöliakie, Diabetes Mellitus Typ 1 und Autoimmun-Gastritis kann es sinnvoll sein, auch ohne Verdacht die Schilddrüsenantikörper zu kontrollieren. Die Erkrankungen treten gehäuft zusammen mit Hashimoto auf.

- Schilddrüsenhormone sind keine unkomplizierte Abnehmpille und sollten von Gesunden nicht eingenommen werden! Schon gar nicht in Eigenregie ohne ärztliche Betreuung!

Infos und Kontakt

Für weitere Infos, Feedback und natürlich auch für persönliche Fragen und Ernährungsberatung erreichst du mich unter info@diaetbefreit.at oder HIER: https://www.diaetbefreit.com/hashimoto-ernaehrung

Ich freue mich auf deine Kontaktaufnahme!

Danksagung

An dieser Stelle möchte ich meiner besseren Hälfte, meinem Ehemann Martin, danke sagen. Er hat mich seelisch und finanziell sowohl bei meiner Ausbildung zur Diätologin unterstützt als auch immer wieder Verständnis dafür aufgebracht, dass ich monatelang vor dem Computer saß, um dieses Buch zu schreiben.

Weiterführende Informationen

Selbsthilfegruppen und Schilddrüsengesellschaften

Die *ÖSTERREICHISCHE SCHILDDRÜSENGESELLSCHAFT* ist von der European Thyroid Association als nationale Fachgesellschaft affiliiert, veranstaltet regelmäßig Fortbildungsveranstaltungen und bemüht sich um Mitarbeit in Bezug auf die Versorgung von Schilddrüsenpatient:innen. Mitglieder sind Ärzt:innen verschiedenster Fachrichtungen. So ist ein breiter interdisziplinärer Austausch gewährleistet:

https://www.schilddruesengesellschaft.at/

Die *SCHILDDRÜSEN-LIGA DEUTSCHLAND* hat ebenfalls ein tolles Informationsportal, auf dem du auch die aktuellen Selbsthilfegruppen findest:

https://www.schilddruesenliga.de/

Podcast

Dr. Simone Koch ist Ärztin, sie betreut in Berlin als „Funktionelle Medizinerin" vor allem Patient:innen mit Autoimmunerkrankungen:

https://podcaste9c132.podigee.io/23-folge-20_teil-1-autoimmunkrankheiten-erfolgreich-behandeln-interview-mit-dr-simone-koch

Website von Frau Dr. Koch:

https://www.drsimonekoch.de/

Vertrauenswürdige Internetquellen

Qualitätsgeprüfte medizinische Informationen von A–Z: Die Inhalte, die du bei *MOOCI* findest, sind medizinisch geprüft, verständlich aufbereitet und entsprechen dem derzeitigen Kenntnisstand der Wissenschaft:

https://www.mooci.org/alle-themen/

Aktuelle Studien, teilweise mit Links zu kostenfreien Volltexten, findest du auf der englischen Ressourcendatenbank *PUBMED*. Für Neulinge empfehle ich diesen „how-to User Guide":

https://pubmed.ncbi.nlm.nih.gov/help/

Globales medizinisches Wissen findest du bei *MSD MANUAL* in deutscher Sprache. Das Ziel: Aktuelle medizinische Information als Basis für fundierte Entscheidungen. Als Recherchestartpunkt kann die Ausgabe für Patient:innen dienen:

https://www.msdmanuals.com/de/heim

Eine umfassende englischsprachige Quelle für aktuelle Informationen rund um die Schilddrüse ist der *THYROID DISEASE MANAGER*:

https://www.endotext.org/section/thyroiddiseasemanager/

Fünf Tage kostenfrei ist *AMBOSS*:

https://www.amboss.com/de/wissen/Hashimoto-Thyreoiditis/

Mehr zur *PHYSIOLOGIE* deiner Schilddrüse kostenfrei hier:

http://physiologie.cc/XII.6.htm

LEITLINIE für Allgemeinmediziner:innen und Patient:innen, sollte ein erhöhter TSH-Wert bei einer Routineblutuntersuchung auftauchen:

https://www.awmf.org/leitlinien/detail/ll/053-046.html

BEGLEITENDE APP zur Medikamenteneinnahme und Symptomüberwachung:

https://www.mytherapyapp.com/de/apps-fuer-richtiges-hormonlevel-hashimoto-schilddruesenunterfunktion

Quellenverzeichnis

Abbott, R. D., Sadowski, A. & Alt, A. G. (2019). Efficacy of the Autoimmune Protocol Diet as Part of a Multi-disciplinary, Supported Lifestyle Intervention for Hashimoto's Thyroiditis. Cureus. Published. https://doi.org/10.7759/cureus.4556

Al-Toma, A., Volta, U., Auricchio, R., Castillejo, G., Sanders, D. S., Cellier, C., Mulder, C. J. & Lundin, K. E. A. (2019). European Society for the Study of Coeliac Disease (ESsCD) guideline for coeliac disease and other gluten-related disorders. *United European Gastroenterology Journal*, *7*(5), 583–613. https://doi.org/10.1177/2050640619844125

An, J., Zhao, X., Wang, Y., Noriega, J., Gewirtz, A. T. & Zou, J. (2021a). Western-style diet impedes colonization and clearance of Citrobacter rodentium. *PLOS Pathogens*, *17*(4), e1009497. https://doi.org/10.1371/journal.ppat.1009497

Arabi, S., Molazadeh, M. & Rezaei, N. (2019). Nutrition, Immunity, and Autoimmune Diseases. *Nutrition and Immunity*, 415–436. https://doi.org/10.1007/978-3-030-16073-9_21

Asnicar, F., Berry, S. E., Valdes, A. M., Nguyen, L. H., Piccinno, G., Drew, D. A., Leeming, E., Gibson, R., le Roy, C., Khatib, H. A., Francis, L., Mazidi, M., Mompeo, O., Valles-Colomer, M., Tett, A., Beghini, F., Dubois, L., Bazzani, D., Thomas, A. M., … Segata, N. (2021). Microbiome connections with host metabolism and habitual diet from 1,098 deeply phenotyped individuals. *Nature Medicine, 27*(2), 321–332. https://doi.org/10.1038/s41591-020-01183-8

Bieglmayer, C., Buchinger, W., Födinger, M., Müller, M. M., Sinha, P., Vogl, M., Weissel, M. & Zechmann, W. (2008). Labordiagnostischer Leitfaden zur Abklärung von Funktionsstörungen und Erkrankungen der Schilddrüse. *Wiener klinische Wochenschrift*, 120 (11–12), 370–382. https://doi.org/10.1007/s00508-008-0984-7

Biesalski, H. K. (2019). *Vitamine, Spurenelemente und Minerale: Indikation, Diagnostik, Therapie* (2., aktualisierte und erweiterte Aufl.). Thieme.

Biesalski, H. K., Pirlich, M., Bischoff, S. C. & Weimann, A. (2017). *Ernährungsmedizin: Nach dem Curriculum Ernährungsmedizin der Bundesärztekammer* (5., vollständig überarbeitete und erweiterte Aufl.). Thieme.

Caio, G., Volta, U., Sapone, A., Leffler, D. A., de Giorgio, R., Catassi, C. & Fasano, A. (2019). Celiac disease: a comprehensive current review. *BMC Medicine, 17*(1). https://doi.org/10.1186/s12916-019-1380-z

Camilleri, M. (2019). Leaky gut: mechanisms, measurement and clinical implications in humans. *Gut, 68*(8), 1516–1526. https://doi.org/10.1136/gutjnl-2019-318427

Camilleri, M. (2021). What is the leaky gut? Clinical considerations in humans. *Current Opinion in Clinical Nutrition & Metabolic Care, 24*(5), 473–482. https://doi.org/10.1097/mco.0000000000000778

Crosby, L., Davis, B., Joshi, S., Jardine, M., Paul, J., Neola, M. & Barnard, N. D. (2021). Ketogenic Diets and Chronic Disease: Weighing the Benefits Against the Risks. *Frontiers in Nutrition, 8*. https://doi.org/10.3389/fnut.2021.702802

Domínguez-Andrés, J. & Netea, M. G. (2019). Impact of Historic Migrations and Evolutionary Processes on Human Immunity. *Trends in Immunology, 40*(12), 1105–1119. https://doi.org/10.1016/j.it.2019.10.001

Elmadfa, I. & Leitzmann, C. (2019). *Ernährung des Menschen* (6., vollst. überarb. u. aktual. Aufl.). UTB GmbH.

Ferreira, P. S., Manthey, J. A., Nery, M. S., Spolidorio, L. C. & Cesar, T. B. (2020). Low doses of eriocitrin attenuate metabolic impairment of glucose and lipids in ongoing obesogenic diet in mice. *Journal of Nutritional Science, 9*. https://doi.org/10.1017/jns.2020.52

Fliers, E., Demeneix, B., Bhaseen, A. & Brix, T. (2018). European Thyroid Association (ETA) and Thyroid Federation International (TFI) Joint Position Statement on the Interchangeability of Levothyroxine Products in EU Countries. *European Thyroid Journal, 7*(5), 238–242. https://doi.org/10.1159/000493123

Gonzalez-Figueroa, P., Roco, J. A., Papa, I., Núñez Villacís, L., Stanley, M., Linterman, M. A., Dent, A., Canete, P. F. & Vinuesa, C. G. (2021). Follicular regulatory T cells produce neuritin to regulate B cells. *Cell*, *184*(7), 1775–1789.e19. https://doi.org/10.1016/j.cell.2021.02.027

Guclu, F., Ozmen, B., Kirmaz, C., Kafesciler, S. O., Degirmenci, P. B., Taneli, F. & Hekimsoy, Z. (2009). Down-regulation of the auto-aggressive processes in patients with hypothyroid Hashimoto's thyroiditis following substitutive treatment with L-thyroxine. *European Cytokine Network*, *20*(1), 027–032. https://doi.org/10.1684/ecn.2009.0147

Guldvog, I., Reitsma, L. C., Johnsen, L., Lauzike, A., Gibbs, C., Carlsen, E., Lende, T. H., Narvestad, J. K., Omdal, R., Kvaløy, J. T., Hoff, G., Bernklev, T. & Søiland, H. (2019). Thyroidectomy Versus Medical Management for Euthyroid Patients With Hashimoto Disease and Persisting Symptoms. *Annals of Internal Medicine*, *170*(7), 453. https://doi.org/10.7326/m18-0284

Hirsch, S. & Grünberger, F. (2014). *Die Kräuter in meinem Garten: 500 Heilpflanzen, 2000 Anwendungen, 1000 Rezepte, Botanik, Anbau, Magisches, Homöopathie, Hildegardmedizin, TCM, Volksheilkunde* (20. Auflage, 10.Mai 2015. Freya.

Horn, F. (2020). *Biochemie des Menschen: Das Lehrbuch für das Medizinstudium* (8., überarbeitete und erweiterte Aufl.). Thieme.

Hu, Y., Feng, W., Chen, H., Shi, H., Jiang, L., Zheng, X., Liu, X., Zhang, W., Ge, Y., Liu, Y. & Cui, D. (2021). Effect of selenium on thyroid autoimmunity and regulatory T cells in patients with Hashimoto's thyroiditis: A prospective randomized-controlled trial. *Clinical and Translational Science*, *14*(4), 1390–1402. https://doi.org/10.1111/cts.12993

Ihnatowicz, P., Drywień, M., Wątor, P. & Wojsiat, J. (2020). The importance of nutritional factors and dietary management of Hashimoto's thyroiditis. *Annals of Agricultural and Environmental Medicine*, *27*(2), 184–193. https://doi.org/10.26444/aaem/112331

Kaličanin, D., Brčić, L., Ljubetić, K., Barić, A., Gračan, S., Brekalo, M., Torlak Lovrić, V., Kolčić, I., Polašek, O., Zemunik, T., Punda, A. & Boraska Perica, V. (2020). Differences in food consumption between patients with Hashimoto's thyroiditis and healthy individuals. *Scientific Reports*, 10(1). https://doi.org/10.1038/s41598-020-67719-7

Kulkarni, D. A. & Reddy, D. C. (2020). A Study on thyroid profile among cases of Hashimotos thyroiditis. *International Journal of Surgery Science*, 4(2), 250–252. https://doi.org/10.33545/surgery.2020.v4.i2d.451

Krysiak, R., Szkróbka, W. & Okopień, B. (2018). The Effect of Gluten-Free Diet on Thyroid Autoimmunity in Drug-Naïve Women with Hashimoto's Thyroiditis: A Pilot Study. *Experimental and Clinical Endocrinology & Diabetes*, *127*(07), 417–422. https://doi.org/10.1055/a-0653-7108

Kurniawan, H., Franchina, D. G., Guerra, L., Bonetti, L., Baguet, L. S., Grusdat, M., Schlicker, L., Hunewald, O., Dostert, C., Merz, M. P., Binsfeld, C., Duncan, G. S., Farinelle, S., Nonnenmacher, Y., Haight, J., das Gupta, D., Ewen, A., Taskesen, R., Halder, R., … Brenner, D. (2020). Glutathione Restricts Serine Metabolism to Preserve Regulatory T Cell Function. *Cell Metabolism*, *31*(5), 920–936.e7. https://doi.org/10.1016/j.cmet.2020.03.004

Liguori, I., Russo, G., Curcio, F., Bulli, G., Aran, L., Della-Morte, D., Gargiulo, G., Testa, G., Cacciatore, F., Bonaduce, D. & Abete, P. (2018). Oxidative stress, aging, and diseases. *Clinical Interventions in Aging*, *13*, 757–772. https://doi.org/10.2147/cia.s158513

Makki, K., Deehan, E. C., Walter, J. & Bäckhed, F. (2018). The Impact of Dietary Fiber on Gut Microbiota in Host Health and Disease. *Cell Host & Microbe*, *23*(6), 705–715. https://doi.org/10.1016/j.chom.2018.05.012

McBurney, M. I., Tintle, N. L., Vasan, R. S., Sala-Vila, A. & Harris, W. S. (2021). Using an erythrocyte fatty acid fingerprint to predict risk of all-cause mortality: the Framingham Offspring Cohort. *The American Journal of Clinical Nutrition*, *114*(4), 1447–1454. https://doi.org/10.1093/ajcn/nqab195

McMurry, J., Begley, T. & Beifuss, K. (2006). *Organische Chemie der biologischen Stoffwechselwege*. Spektrum Akademischer Verlag.

Michaelsson, L., la Cour, J., Medici, B., Watt, T., Faber, J. & Nygaard, B. (2018). Levothyroxine/Liothyronine Combination Therapy and Quality of Life: Is It All about Weight Loss? *European Thyroid Journal*, 7(5), 243–250. https://doi.org/10.1159/000490383

Narula, N., Wong, E. C. L., Dehghan, M., Mente, A., Rangarajan, S., Lanas, F., Lopez-Jaramillo, P., Rohatgi, P., Lakshmi, P. V. M., Varma, R. P., Orlandini, A., Avezum, A., Wielgosz, A., Poirier, P., Almadi, M. A., Altuntas, Y., Ng, K. K., Chifamba, J., Yeates, K., … Yusuf, S. (2021). Association of ultra-processed food intake with risk of inflammatory bowel disease: prospective cohort study. *BMJ*, n1554. https://doi.org/10.1136/bmj.n1554

Otun, J., Sahebkar, A., ÖStlundh, L., Atkin, S. L. & Sathyapalan, T. (2019). Systematic Review and Meta-analysis on the Effect of Soy on Thyroid Function. *Scientific Reports, 9*(1). https://doi.org/10.1038/s41598-019-40647-x

Österreichischer Ernährungsbericht (2017). Universität Wien. Abgerufen am 26. Oktober 2021 von https://nutrition.univie.ac.at/forschung/forschungsbereich-ernaehrungsverhalten-vulnerabler-personengruppen-ass-prof-dr-petra-rust/projekte/wie-isst-oesterreich-ernaehrungsbericht-2017/

Pape, H., Kurtz, A. & Silbernagl, S. (2019). *Physiologie* (9., vollst. überarb. Aufl.). Thieme.

Paray, B. A., Albeshr, M. F., Jan, A. T. & Rather, I. A. (2020). Leaky Gut and Autoimmunity: An Intricate Balance in Individuals Health and the Diseased State. *International Journal of Molecular Sciences, 21*(24), 9770. https://doi.org/10.3390/ijms21249770

Petnehazy, E. & Buchinger, W. (2019). Hashimoto Thyreoiditis, therapeutische Optionen und extrathyreoidale Assoziationen – ein aktueller Überblick. *Wiener Medizinische Wochenschrift, 170*(1–2), 26–34. https://doi.org/10.1007/s10354-019-0691-1

Pontzer, H., Yamada, Y., Sagayama, H., Ainslie, P. N., Andersen, L. F., Anderson, L. J., Arab, L., Baddou, I., Bedu-Addo, K., Blaak, E. E., Blanc, S., Bonomi, A. G., Bouten, C. V. C., Bovet, P., Buchowski, M. S., Butte, N. F., Camps, S. G., Close, G. L., Cooper, J. A., … Speakman, J. R. (2021). Daily energy expenditure through the human life course. *Science, 373*(6556), 808–812. https://doi.org/10.1126/science.abe5017

Ralli, M., Angeletti, D., Fiore, M., D'Aguanno, V., Lambiase, A., Artico, M., de Vincentiis, M. & Greco, A. (2020). Hashimoto's thyroiditis: An update on pathogenic mechanisms, diagnostic protocols, therapeutic strategies, and potential malignant transformation. *Autoimmunity Reviews,* 19(10), 102649. https://doi.org/10.1016/j.autrev.2020.102649

Römer-Lüthi, C. (2021). *Ernährungstherapie: Ein evidenzbasiertes Kompaktlehrbuch* (2., aktual. Aufl.). UTB GmbH.

Rosário, P. W. S., Carvalho, M. & Calsolari, M. R. (2015). Natural history of subclinical hypothyroidism with TSH ≤10 mIU/l: a prospective study. *Clinical Endocrinology, 84*(6), 878–881. https://doi.org/10.1111/cen.12939

Ruiz-Ojeda, F. J., Plaza-Díaz, J., Sáez-Lara, M. J. & Gil, A. (2019). Effects of Sweeteners on the Gut Microbiota: A Review of Experimental Studies and Clinical Trials. *Advances in Nutrition, 10*(suppl_1), S31–S48. https://doi.org/10.1093/advances/nmy037

Schmidt, M., Voell, M., Rahlff, I., Dietlein, M., Kobe, C., Faust, M. & Schicha, H. (2008). Long-Term Follow-Up of Antithyroid Peroxidase Antibodies in Patients with Chronic Autoimmune Thyroiditis (Hashimoto's Thyroiditis) Treated with Levothyroxine. *Thyroid, 18*(7),755–760. https://doi.org/10.1089/thy.2008.0008

Sharifi-Rad, M. (2020). *Lifestyle, Oxidative Stress, and Antioxidants: Back and Forth in the Pathophysiology of Chronic Diseases.* Frontiers. Abgerufen am 26. Oktober 2021, von https://www.frontiersin.org/articles/10.3389/fphys.2020.00694/full

Spinas, G. A. & Fischli, S. (2015). *Physiologische Grundlagen – Endokrinologie und Stoffwechsel: PolyBook.* Endokrinologie und Stoffwechsel: PolyBook. Abgerufen am 26. Oktober 2021, von https://wp-prd.let.ethz.ch/WP0-CIPRF9881/chapter/physiologische-grundlagen-2/

Steffen, H. M. & Demir, M. (2019). Intestinales Mikrobiom und kardiovaskuläre Erkrankungen. *DMW – Deutsche Medizinische Wochenschrift, 144*(14), 957–963. https://doi.org/10.1055/a-0746-4002

Stevenson, R. J., Francis, H. M., Attuquayefio, T., Gupta, D., Yeomans, M. R., Oaten, M. J. & Davidson, T. (2020). Hippocampal-dependent appetitive control is impaired by experimental exposure to a Western-style diet. *Royal Society Open Science, 7*(2), 191338. https://doi.org/10.1098/rsos.191338

Stirkat, F. (2019). Der Schmetterlingseffekt: Wie die Schilddrüse unser Leben bestimmt (GU Reader Körper, Geist & Seele). Gräfe und Unzer Verlag GmbH.

Şükran, D., Ömer, B., Damla Gökşen, I. & Samim, Z. (2011). Clinical Course of Hashimoto's Thyroiditis and Effects of Levothyroxine Therapy on the Clinical Course of the Disease in Children and Adolescents. *Journal of Clinical Research in Pediatric Endocrinology, 3*(4), 192–197. https://doi.org/10.4274/jcrpe.425

Usuda, H., Okamoto, T. & Wada, K. (2021). Leaky Gut: Effect of Dietary Fiber and Fats on Microbiome and Intestinal Barrier. *International Journal of Molecular Sciences, 22*(14), 7613. https://doi.org/10.3390/ijms22147613

Vechetti, I. J., Peck, B. D., Wen, Y., Walton, R. G., Valentino, T. R., Alimov, A. P., Dungan, C. M., van Pelt, D. W., Walden, F., Alkner, B., Peterson, C. A. & McCarthy, J. J. (2021). Mechanical overload-induced muscle-derived extracellular vesicles promote adipose tissue lipolysis. *The FASEB Journal, 35*(6). https://doi.org/10.1096/fj.202100242r

Wastyk, H. C., Fragiadakis, G. K., Perelman, D., Dahan, D., Merrill, B. D., Yu, F. B., Topf, M., Gonzalez, C. G., van Treuren, W., Han, S., Robinson, J. L., Elias, J. E., Sonnenburg, E. D., Gardner, C. D. & Sonnenburg, J. L. (2021). Gut-microbiota-targeted diets modulate human immune status. *Cell, 184*(16), 4137–4153.e14.https://doi.org/10.1016/j.cell.2021.06.019

Watt, T., Hegedüs, L., Groenvold, M., Bjorner, J. B., Rasmussen, S. K., Bonnema, S. J. & Feldt-Rasmussen, U. (2010). Validity and reliability of the novel thyroid-specific quality of life questionnaire, ThyPRO. *European Journal of Endocrinology, 162*(1), 161–167. https://doi.org/10.1530/eje-09-0521

Weetman, A. P. (2020). An update on the pathogenesis of Hashimoto's thyroiditis. *Journal of Endocrinological Investigation, 44*(5), 883–890. https://doi.org/10.1007/s40618-020-01477-1

Wojtas, N., Wadolowska, L. & Bandurska-Stankiewicz, E. (2019). Evaluation of Qualitative Dietary Protocol (Diet4Hashi). Application in Dietary Counseling in Hashimoto Thyroiditis: Study Protocol of a Randomized Controlled Trial. *International Journal of Environmental Research and Public Health, 16*(23), 4841. https://doi.org/10.3390/ijerph16234841

Wolf, R. L., Lebwohl, B., Lee, A. R., Zybert, P., Reilly, N. R., Cadenhead, J., Amengual, C. & Green, P. H. R. (2018). Hypervigilance to a Gluten-Free Diet and Decreased Quality of Life in Teenagers and Adults with Celiac Disease. *Digestive Diseases and Sciences, 63*(7), 1982–1983. https://doi.org/10.1007/s10620-018-5049-9

Zimmermann, E. (2018). *Aromatherapie für Pflege- und Heilberufe: Kursbuch für Ausbildung und Praxis* (6., überarb. und erw. Aufl.). Karl F. Haug.

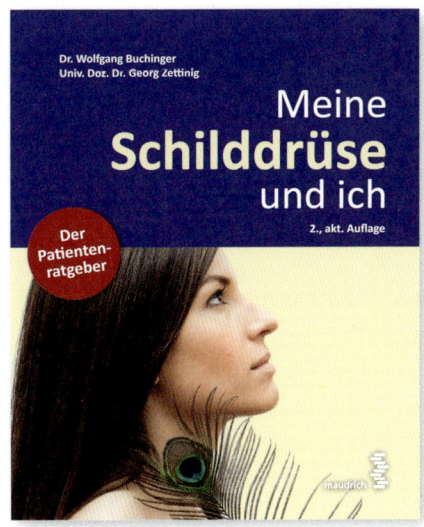

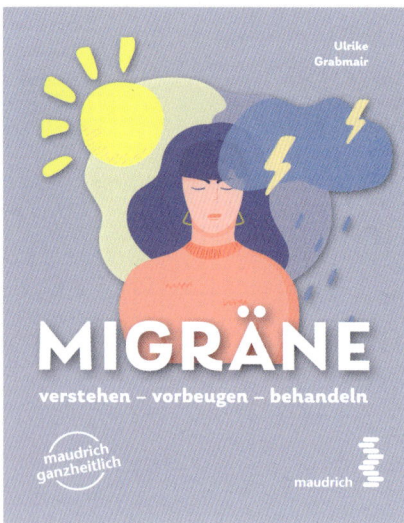

Ulrike Grabmair

Migräne

verstehen – vorbeugen – behandeln

„Tausche Kopfgewitter gegen Lebensfreude!"
Mit Migräne geht ein hoher Leidensdruck einher. Dieser Ratgeber will diesen lindern und gibt eine Anleitung zur nicht-medikamentösen Selbsthilfe. Die Autorin – selbst Migränebetro¬ffene – legt dabei einen besonderen Schwerpunkt auf mentales Training und zeigt Strategien auf, wie man aus dem Stress-Schmerz-Kreislauf herausfinden kann, hin zu mehr Zuversicht und Lebensfreude.

Ihr Plus:
- Migräne-Auslöser verstehen und mit Akzeptanz und Achtsamkeit zu besserer Lebensqualität gelangen
- Präventive Maßnahmen und Schmerzlinderung bei akuten Migräneattacken
- Mit Beiträgen über TCM-Ernährung und Bewegung
- Großer Mentaltraining-Praxisteil mit Übungen und Erfahrungsberichten

maudrich 2020
184 Seiten, durchgehend
4-farbig, Klappenbroschur
EUR 19,90 (A)
EUR 19,40 (D)
sFr 24,90 UVP
ISBN 978-3-99002-113-2
Auch als E-Book:
ISBN 978-3-99111-008-8

Erhältlich im Buchhandel und auf
facultas.at

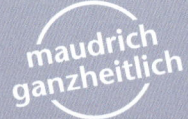
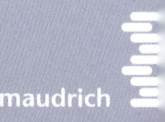